病历书写规范

《现代医院管理与等级评审指南》丛书

总主编　祝益民

主　编　钱招昕

副主编　卢秀兰　金敏　王芳

湖南科学技术出版社·长沙

2

前　言

　　病历是指医院在围绕患者开展医疗活动过程中形成的各种记录资料的总和，是医院医疗服务质量和水平的重要体现，是医院临床、教学及科研的重要数据资料，具有法律效力。各级医院必须高度重视病历书写质量，切实加强病历的标准化、规范化管理，确保病历的真实性、时效性、规范性和严肃性。

　　1984年，湖南省卫生厅首次编写了湖南省《病历书写规范与管理规定及病例（案）医疗质量评定标准》，并分别于1989年、1995年、2004年和2010年根据原卫生部印发的相关规定进行了4次修订。湖南省《病历书写规范与管理规定及病例（案）医疗质量评定标准》的实施，对规范全省病历书写，促进医疗质量和管理水平的提高起到了有效推动作用。

　　为适应卫生法律、法规对病历要求的新变化，受湖南省卫生健康委员会委托，湖南省医学会病案管理与质量评价专业委员会组织相关专家，根据国家卫生健康委员会印发的《医疗机构病历管理规定（2013版）》和《电子病历应用管理规范（试行）》，2018年《医疗质量安全核心制度要点》等相关文件，按照科学、规范、适宜和可操作的原则，在原《病历书写规范与管理规定及病例（案）医疗质量评定标准》基础上重新编写了湖南省《病历书写规范》，对病历书写、管理要求进行了更新，更重视病历书写及其质量评价的科学性、实践性和可操作性，旨在促进全省乃至全国医疗机构和医务人员进一步规范和记录诊疗行为，提高医疗质量和技术水平。

　　本书分6章，包括概述、病历书写规范内容与格式、日间病历书写规范、各种检查（治疗）报告单书写规范与要求、病历质量评定标准、病案管理，同时还附录了相关代码表等。

　　本次修编工作得到了湖南省卫生健康委员会医政处的有力指导，得到了湖南省医学会病案管理与质量评价专业委员会全体委员及其单位的大力支持，尤其是中南大学湘雅医院、中南大学湘雅二医院、中南大学湘雅三医院、湖南省人民医院、湖南省妇幼保健院、湖南省肿瘤医院、湖南省儿童医院等单位承担了大量工作，为修编工作奠定了良好的基础。在此一并表示感谢！

受编者水平所限，书中难免存在不妥之处，敬请读者指正。

编　者

2024 年 4 月

目录

§1

概　　述

病历是指医务人员在医疗活动过程中形成的文字、符号、图表、影像、切片等资料的总和。

病历书写是医务人员通过问诊、查体、辅助检查、诊断、治疗、护理等医疗活动获得有关资料，并进行归纳、分析、整理形成医疗活动记录的行为。

§1.1 规范病历

一、病历分类及名称定义

病历一般分为门（急）诊病历（含急诊留观病历）和住院病历两大类。

门诊病历：指患者在门诊就诊时的全部诊疗资料。门诊患者使用门诊病历本。门诊治疗观察者应在门诊病历书写观察记录。

急诊病历：指患者在急诊就诊时的全部诊疗资料。急诊患者使用急诊病历本。

急诊留观病历：指患者在急诊或门诊就诊，住入急诊留观室期间的全部诊疗资料。急诊留观患者通常用急诊留观病历。

住院病历：指患者在住院期间的全部诊疗资料。包括：病案首页、入院记录、体温单、医嘱单、病程记录（含抢救记录）、上级医师查房记录、疑难病例讨论纪要、会诊记录、手术记录、麻醉记录、护理记录、检验报告、医学影像检查报告、各种治疗（检查）同意书、病理资料、出院记录（或死亡记录）、死亡病例讨论纪要等。

电子病历：指医务人员在医疗活动过程中使用医疗机构信息系统生成的文字、符号、图表、图形、数据、影像等数字化信息，并能实现存储、管理、传输和重现的医疗记录，是病历的一种记录形式。

二、病历地位与作用

在临床上，病历是对患者疾病进行诊断，实施治疗，执行各项医疗护理措施的原始记录资料。是患者个人的健康档案，涉及患者的健康状况、民事权利、个人隐私等。它是医务人员诊断治疗技术水平的反映，是对医疗质量进行评估的依据，也是患者再次就诊时进行诊断与治疗的主要参考资料。通过对病历的回顾性调查、研究、分析，可以掌握一些疾病发生、发展与转归的动态信息，也可以发现诊治中的缺陷、不足，从中汲取经验和教训，持续改进，不断提高医疗质量和技术水平。

在教学上，病历是宝贵的教学资料，是最直接、最生动的教材。通过病历的书写、阅读与分析，医学理论和医疗实践紧密结合，能不断地巩固理论知识，开阔视野，积累经验，培养医务人员和学生辩证分析、逻辑思维的能力和严谨的工作作风。

在科研上，病历是临床科学研究的主要素材。通过对临床病历的总结、分析，可寻求疾病的发生、发展、变化及治疗转归的客观规律与内在联系，揭示临床治疗、预防措施与疾病、康复的关系，发现疾病的演变规律，促进诊疗方法和措施的改进，推动临床医学科学不断发展。

在法律上，病历是医护人员依法行医，履行职责，在医疗活动中形成的一系列医疗文书，能真实地反映患者疾病演变和接受医疗措施的全过程，是解决医患纠纷、进行医疗事故鉴定、判断医疗活动与损害后果之间因果关系，由医方举证的重要证据。

随着社会的发展和全民医疗保险的实施，病历功能在不断扩大。病历可以如实反映医疗资源使用状况，是医疗保险付费的凭据，也是商业保险和工伤保险理赔及劳动能力鉴定等不可缺少的依据。

§1.2　病历书写基本规定

一、格式

病历纸张规格为 A4 纸张。各种申请和报告单的纸张应与住院病历大小匹配。

医疗机构使用打印病历（打印记录），应统一纸张、字体、字号，并按规定格式排版，打印字迹清楚易认，符合病历保存和复印的要求。

病案首页应按原卫生部下发的统一格式、内容及湖南省卫生健康委员会补充规定的内容填写完整。

打印病历（打印记录）应当按照本规定要求内容录入并及时打印，由相应医务人员手写签名。无可靠时间源和可靠电子签名的电子病历适用打印病历的规范。

医师签字位置应为各类记录完成后病历右下方，须签全名，并清晰可认。

手术用物清点记录、病重（病危）患者护理记录、体温单遵照护理病历书写规范执行。

二、时限

病历书写一律使用阿拉伯数字书写日期和时间，采用 24 小时制记录。

入院记录、再次或多次入院记录应当于患者入院后 24 小时内完成；24 小时内入出院记录应当于患者出院后 24 小时内完成；24 小时内入院死亡记录应当于患者死亡后 24 小时内完成。

首次病程记录，应在患者入院 8 小时内由住院医师或值班医师书写。D 型病例上级医师查房记录应在入院后 12 小时内完成。

日常病程记录：对病危患者应当根据病情变化随时书写记录，每天至少 1 次，记录时间应当具体到分钟；对病重患者，至少 2 天记录一次病程记录；对病情稳定的患者，至少 3 天记录一次病程记录。

主治医师首次查房记录应当于患者入院 48 小时内完成。

患者住院医师发生变更之际，交班记录应当在交班前由交班医师完成；接班记录应由接班医师于接班后 24 小时内完成。

转科记录：转科（转出）记录由转出科室医师在患者转出科室前完成（紧急情况除

外）；接收（转入）记录由转入科室医师于患者转入后 24 小时内完成。

阶段小结：患者住院时间较长，由住院医师每 30 天做病情及诊疗情况小结；与交接班、转科时间重叠时，交（接）班记录、转科记录可代替阶段小结。

有创诊疗操作记录、介入诊疗记录由操作医师于操作完成后 24 小时内完成。

会诊记录：常规会诊、疑难危重会诊、急诊救治会诊，会诊医师均应在会诊结束后即刻完成会诊记录。申请会诊医师应在会诊完成后 24 小时内在病程记录中记录会诊意见执行情况。

麻醉记录：由麻醉医师在实施麻醉过程中书写完成。

手术记录：应由手术者于术后 24 小时内完成。特殊情况下由第一助手书写时，应有手术者审查、签名。

手术安全核查记录：在麻醉实施前、手术开始前、患者离开手术室前，由手术医师、麻醉医师、巡回护士三方核对，确认并签字完成。

手术清点记录：由巡回护士在手术结束后即刻完成。

抢救记录：对危重患者采取抢救措施时作的记录。记录抢救时间应具体到分钟。因抢救危急患者，未能及时书写病历的，有关医务人员应在抢救结束后 6 小时内据实补记，并加以说明。

出院记录、死亡记录应在患者出院或死亡后 24 小时内由住院医师完成。记录死亡的时间应具体到分钟。

死亡病例讨论纪要应在患者死亡 1 周内完成。

三、书写要求

病历书写应当客观、真实、准确、及时、完整、规范。

病历书写应当使用蓝黑墨水、碳素墨水，需复写的病历资料可以使用蓝色或黑色油水的圆珠笔。计算机打印的病历应当符合病历保存的要求。病历书写应当使用中文。通用的外文缩写和无正式中文译名的症状、体征、疾病名称等可以使用外文。应规范使用医学术语。要求文字工整，字迹清晰，表述准确，语句通顺，标点正确。出现错别字时，应当用双线画在错字上，保留原记录清楚、可辨。并注明修改时间，修改人签名。不得采用刮、粘、涂等方法掩盖或去除原来的字迹。

病历应当按照规定的内容、格式书写，并由相应医务人员签名。上级医务人员有审查修改下级医务人员书写的病历的责任。实习医务人员、试用期医务人员书写的病历，应当经过本医疗机构注册的医务人员审阅、修改并签名。进修医务人员由医疗机构根据其胜任本专业工作实际情况认定后书写病历。

住院患者的疾病诊断名称，按国家颁布的规范版本书写。患有多种疾病的，应按主次排列书写。

病历一般资料项目填写应准确、详细、不要漏项。

各级医师书写、修改、补充、审阅病历均应签全名，并记录时间。

打印病历应当按照相关规定的内容、格式录入并及时打印，由相应医务人员手写签名。打印病历编辑过程中应当按照权限要求进行修改，已完成录入打印并签名的病历原则上不得修改，特殊情况下确需修改的，由医疗机构医务部门批准后进行修改并保留修改痕迹。

电子病历需符合《电子病历应用管理规范（试行)》（国卫办医发〔2017〕8 号）要求。

§2

病历书写规范
内容与格式

§2.1 门急诊病历

§2.1.1 门诊病历

【内容及要求】

病历封面应将患者的姓名、性别、婚否、年龄、职业、籍贯、住址及食物、药物过敏史等项填写清楚，年龄应写实际年龄，不能写"成"或"儿"。门诊病历记录应当由接诊医师在患者就诊时完成。如系首次就诊，应按初诊病历格式书写；如系复诊，则按复诊病历格式书写。初诊患者的病史及体格检查要求比较全面，以便复诊时参考。要求文字通顺，字迹清晰，如实反映病情，不能涂改。

复诊时诊断无改变者，不必再写诊断，诊断有改变者，应再写诊断。

门诊药历属于门诊病历，由接诊药师在患者就诊时完成，应按门诊药历格式书写。

门诊病历封底前应附有"辅助检查结果粘贴栏"。

【格式】

（一）初诊格式

××科　　　　年　月　日

主诉：

现病史：

既往史、个人史、家族史等：（要求简要记录与本次发病有关的病史或其他有意义的病史）

体格检查：（主要记录阳性体征及有意义的阴性体征）

辅助检查结果：

　　　　　　　　　　　　初步诊断：（1）

　　　　　　　　　　　　　　　　　（2）

处理与建议：（1）

　　　　　　　（2）

　　　　　　　　　　　　　　　　　　　　医师签名：×××

（二）复诊格式

××科　　　　年　月　日

主诉：

病史：（1）上次诊治后的情况。

　　　　（2）上次建议检查的结果。

体格检查：（主要记录阳性体征变化和新的阳性体征发现）

辅助检查结果：

初步诊断：（1）

（2）

处理与建议：（1）

（2）

医师签名：×××

（三）临床营养门诊格式

临床营养科　　　年　月　日

主诉：

现病史：临床诊疗及疾病应激情况、摄食及营养治疗情况、体重等营养状态的变化。

既往史：

个人史：食物不耐受或过敏。

家族史：

体格检查：人体测量学参数。

辅助检查结果：

营养风险结果：

营养评估结果（营养评估量表结果）：

营养诊断：

营养治疗建议：

营养医师签名：×××

（四）门诊药历格式

药学部　　　年　月　日

病史：（1）临床诊疗情况。

（2）辅助检查结果。

目前用药情况：（1）

（2）

药学服务需求：

用药建议：（1）

（2）

药师签名：×××

（五）门诊病历封面（参考）

×××××××××医院

门诊病历

姓名＿＿＿＿＿＿＿＿＿　性别＿＿＿＿＿＿＿＿　年龄＿＿＿＿＿＿＿＿＿

婚否_____　　职业_____　　籍贯_____

住址_____

食物、药物过敏_____

△病历及所有检查资料请妥善保存。

△复诊时请带好病历及所有检查资料。

△就诊时请用原病历本，用完后另购新本。

§2.1.2　急诊（留观）病历

【内容及要求】

（一）急诊病历

1. 凡来急诊科（室）就诊者，必须使用急诊专用病历本。

2. 急诊病历封面由急诊分诊护士协助就诊者填写。

3. 急诊患者须经分诊台护士鉴别分诊后就诊。

4. 分诊与就诊时间记录要具体到×年×月×日×时×分。

5. 有条件的医院，分诊护士应将就诊者的姓名、性别、年龄、住址、联系电话、主诉、分诊科别等内容输入计算机或登记入册，长期保存。

6. 急诊病历封面内容应包括患者姓名、性别、年龄或出生年月、籍贯、职业、工作单位、食物、药物过敏史、详细住址以及护送者的情况和联系电话等项目。

7. 急诊病历内容包括病历封面、三测单、病历记录、处方单、护理记录单、辅助检查结果粘贴单等。

8. 急诊病历分为初诊病历和复诊病历。

（1）初诊病历：书写内容应当包括封面、科别、就诊时间、主诉、现病史、既往史、阳性体征、必要的阴性体征和辅助检查结果，诊断及处理意见和医师签名等。

（2）复诊病历：书写内容应包括科别、就诊时间、主诉、病史，必要的体格检查和辅助检查结果、诊断、处理意见和医师签名等。

9. 急诊病历由接诊医师于患者就诊时完成。书写要重点突出，并随时做好补充记录。

10. 抢救危重患者时，应按《病历书写规范》的规定书写抢救记录。

11. 急诊病历本的去向

（1）患者就诊后自行妥善保管，复诊时可重复使用，以便医师参考。

（2）留院观察者，可以此作留观记录；如需住院者必须交病室医师参考。

（3）患者死亡，病历一律留医疗机构保存，不得外借及擅自带出。

（二）急诊科（室）留观病历书写要求

1. 急诊科（室）就诊患者，需留院观察时，急诊首诊病历可作为留观病历，不必另写留观病历。但需开出治疗处方，写明留观注意事项，并向接班医师床头交班。

2. 由普通门诊转急诊留观者，应按照首诊负责制要求，由接诊科室完成门诊病历，提出初步诊断意见及留观注意事项，并将患者护送至急诊科；转至急诊科后必须更换为急诊病历本，由急诊分诊台根据其临床表现，引导至相应科室接诊。急诊值班医师接到普通门诊转来的留观患者后，必须重新询问病史，全面检查，并提出初步诊断，写出处理意见。

3. 留观病历每天应有病情记录，如有病情变化时，必须随时记录。抢救危重患者应有抢救记录。

4. 留观患者应有三级医师查房记录，若病情疑难复杂，应及时请相关科室会诊，并有会诊记录。

5. 留观患者最后去向（如住院、回家）应有记录。

【格式】

（一）急诊病历

××科　　　　年　月　日　时　分

主诉：

现病史：

既往史：（包括个人史、家族史，女性还要包括月经、生育史等）要求简明记录与本次有关的内容。

体格检查：T、P、R、BP，主要记录阳性体征以及有意义的阴性体征。

辅助检查结果：

初步诊断：（1）

（2）

处理与建议：（1）

（2）

医师签名：×××

（二）急诊留观病历

××科　　　　年　月　日　时　分

主诉：

现病史：包括起病时间、发生发展、重要阳性症状及有关阴性症状、诊治过程。

既往史：以往健康状况，曾患过的重大疾病或与本次疾病有关的病史。

体格检查：T、P、R、BP。按系统顺序，突出重点地记录阳性体征及有鉴别意义的重要阴性体征。

辅助检查结果：实验室及其他辅助检查的重要阳性结果及有关的阴性结果。

初步诊断：（1）

（2）

处理与建议：（1）

（2）

医师签名：×××

（三）急诊病历本封面（参考）

××××××××医院

急诊病历本

患者姓名＿＿＿＿＿＿＿＿　性别＿＿＿＿＿＿　年龄＿＿＿＿＿＿　籍贯＿＿＿＿＿＿＿＿

职业＿＿＿＿＿＿＿＿＿＿　工作单位＿＿＿＿＿＿＿＿＿＿＿＿＿＿＿＿＿＿＿＿＿＿＿＿

食物、药物过敏史＿＿＿＿＿＿＿＿＿＿＿＿＿＿＿＿＿＿＿＿＿＿＿＿＿＿＿＿＿＿＿＿

详细住址＿＿＿＿＿＿＿＿＿＿＿＿＿＿＿＿＿＿＿＿＿＿＿＿＿＿＿＿＿＿＿＿＿＿＿＿＿

联系电话　家庭电话＿＿＿＿＿＿＿＿＿＿　办公电话＿＿＿＿＿＿＿＿＿＿＿＿＿＿＿＿＿

手机号码＿＿＿＿＿＿＿＿＿＿＿＿＿＿＿＿＿＿＿＿＿＿＿＿＿＿＿＿＿＿＿＿＿＿＿＿＿

护送人姓名＿＿＿＿＿＿＿＿＿＿＿＿＿　与患者的关系＿＿＿＿＿＿＿＿＿＿＿＿＿＿＿＿

身份证号码＿＿＿＿＿＿＿＿＿＿＿＿＿　联系电话＿＿＿＿＿＿＿＿＿＿＿＿＿＿＿＿＿＿

转诊医院名称＿＿＿＿＿＿＿＿＿＿＿＿　联系电话＿＿＿＿＿＿＿＿＿＿＿＿＿＿＿＿＿＿

院前急救单位名称＿＿＿＿＿＿＿＿＿＿＿＿＿＿＿＿＿＿＿＿＿＿＿＿＿＿＿＿＿＿＿＿

急救车号＿＿＿＿＿＿＿＿＿＿＿＿＿＿　急救医师姓名＿＿＿＿＿＿＿＿＿＿＿＿＿＿＿＿

§2.2　住院病历

§2.2.1　住院病案首页

【基本要求】

1. 住院病案首页填写应当客观、真实、及时、规范，项目填写完整，准确反映住院期间诊疗信息。住院病案首页应当使用规范的疾病诊断和手术操作名称。诊断依据应在病历中可追溯。

2. 住院病案首页中常用的标量、称量应当使用国家计量标准和卫生行业通用标准。

3. 疾病和手术操作编码统一使用国家颁布的规范版本。

4. 签名部分可由相应医师、护士、编码员手写签名或使用可靠的电子签名。

5. 凡栏目中有"□"的，应当在"□"内填写适当阿拉伯数字。栏目中没有可填写内容的，填写"—"。如联系人没有电话，在电话处填写"—"。

6. 医疗机构应当建立病案质量管理与控制工作制度，确保住院病案首页数据质量。

7. 临床医师、编码员及各类信息采集录入人员，在填写住院病案首页时应当按照规定的格式和内容及时、完整和准确填报。

（1）临床医师应当按照规范要求认真填写诊断及手术操作等住院病案首页信息，并对填写内容负责。

（2）编码员指负责病案编目分类的人员，应当按照规范要求准确编写疾病分类与手术操作分类代码。临床医师已做出明确诊断，但书写格式不符合疾病分类规则的，编码员可按分类规则实施编码。

（3）医疗机构应当做好住院病案首页费用归类，确保每笔费用类别清晰、准确。

（4）信息管理人员应当按照数据传输接口标准及时上传数据，确保住院病案首页数据完整、准确。

【首页各项填写说明】

1. **【组织机构代码】** 目前按照 WS 218—2002 卫生机构（组织）分类与代码标准（WS 218—2002）填写，代码由 8 位本体代码、连字符和 1 位检验码组成。

2. **【医疗机构名称】** 指患者住院诊疗所在的医疗机构名称，按照《医疗机构执业许可证》登记的机构名称填写。

3. **【医疗付费方式】** 按《RC032 医疗付费方式代码表》填写相应的代码。

4. **【病案号】** 指本医疗机构为患者住院病案设置的唯一性编码。原则上，同一患者在同一医疗机构多次住院应当使用同一病案号。

5. **【第 N 次住院】** 指患者在本医疗机构住院诊治的次数。

6. **【入院时间】** 入院时间是指患者实际入病房的接诊时间，格式为 yyyy-mm-dd hh：mm：ss；入院时间不能晚于出院时间。

7. **【出院时间】** 出院时间是指患者治疗结束或终止治疗离开病房的时间，其中死亡患者是指其死亡时间；记录时间应当精确到分钟。格式为 yyyy-mm-dd hh：mm：ss。

8. **【健康卡号】** 在已统一发放"中华人民共和国居民健康卡"的地区填写健康卡号码，尚未发放"健康卡"的地区填写"就医卡号"等患者识别码或暂不填写。

9. **【姓名】** 患者姓名，指证件（如居民身份证）上的姓名。

10. **【性别】** 按《RC001 性别值域代码表》填写。代码来源于国家标准《个人基本信息分类与代码》（GB/T 2261.1—2003）：0. 未知的性别；1. 男；2. 女；9. 未说明的性别。

11. **【出生年月】** 格式为 yyyy-mm-dd。

12. **【年龄】** 患者入院年龄，指患者入院时按照日历计算的历法年龄。年龄满 1 周岁的，应以实足年龄的相应整数填写。

年龄不足 1 周岁的，按照实足年龄的月龄填写，以分数形式表示：分数的整数部分代表实足月龄，分数部分分母为 30，分子为不足 1 个月的天数，如"$2\frac{15}{30}$月"代表患儿实足年龄为 2 个月 15 天。

13.【新生儿出生体重（克）】指患儿出生后第一小时内第一次称得的重量，要求精确到 10 克；新生儿体重范围：100～9 999 克。

14.【新生儿入院体重（克）】指新生儿入院当天体重，要求精确到 10 克。新生儿体重范围：100～9 999 克。

15.【国籍】患者的国籍。

16.【婚姻】指患者在住院时的婚姻状态。按《RC002 婚姻状况代码表》填写，此代码来源于国家标准《个人基本信息分类与代码》（GB/T 2261.2—2003）：1. 未婚；2. 已婚；3. 丧偶；4. 离婚；9. 其他。应当根据患者婚姻状态在"□"内填写相应阿拉伯数字。

17.【职业】按国家标准《个人基本信息分类与代码》（GB/T 2261.4）要求填写。共13 种职业：11. 国家公务员；13. 专业技术人员；17. 职员；21. 企业管理人员；24. 工人；27. 农民；31. 学生；37. 现役军人；51. 自由职业者；54. 个体经营者；70. 无业人员；80. 退（离）休人员；90. 其他。根据患者情况，如实填写职业名称，如职员。

18.【民族】按《RC035 民族表》填写。

19.【证件类型】指患者的身份证件类别，参照《RC038 患者证件类别代码表》填写。

20.【证件号码】住院患者入院时填写的唯一身份识别号码；当"证件类别"为"居民身份证"时，证件号码限定为 15 位或 18 位。

21.【出生地】指患者出生时所在地点。

22.【籍贯】指患者祖居地或原籍。按《RC036 省、自治区、直辖市表》填写。

23.【户口地址】指患者户籍登记所在地址，按户口所在地填写。

24.【户口地址邮政编码】6 位数字。

25.【现住址】指患者来院前近期的常住地址。

26.【现住址电话】患者现住址常用电话号码。

27.【现住址邮政编码】6 位数字。

28.【工作单位及地址】指患者在就诊前的工作单位及地址。

29.【工作单位电话】患者在就诊前的工作单位的电话号码。

30.【工作单位邮政编码】6 位数字。

31.【联系人姓名】患者本人或亲属及其他人员的姓名。

32.【联系人关系】指联系人与患者之间的关系，按《RC033 联系人关系代码表》填写，此代码表参照《家庭关系代码》国家标准（GB/T 4761）。根据联系人与患者实际关系情况填写。

33.【联系人地址】联系人的地址。

34.【联系人电话】联系人的常用电话号码。

35.【入院途径】指患者收治入院治疗的来源，按《RC026 入院途径代码表》。

36.【入院科别】按 RC023 科别代码表（《医疗机构诊疗科目名录》）填写。

37.【入院病房】医院设置的病房名称。

38.【转科科别】按 RC023 科别代码表（《医疗机构诊疗科目名录》）填写。转经多个科室时，以逗号进行分隔。

39.【出院科别】按 RC023 科别代码表（《医疗机构诊疗科目名录》）填写。

40.【出院病房】患者出院时的病房名称。

41.【实际住院天数】大于 0 的整数；入院时间与出院时间只计算一天。例如：2018 年 6 月 12 日入院，2018 年 6 月 15 日出院，计住院天数为 3 天。

42.【门（急）诊诊断】指患者在住院前，由门（急）诊接诊医师在住院证上填写的门（急）诊疾病诊断名称。

43.【入院诊断】患者入院时的疾病诊断名称。入院诊断编码及诊断名称可不打印在纸质病案首页上。

44.【入院时情况】按《RC004 入院时情况代码表》填写。例如：1. 危；2. 急；3. 一般。入院时情况可不打印在纸质病案首页上。

45.【入院后确诊日期】入院后确诊的具体日期，格式为 yyyy-mm-dd。可不打印在纸质病案首页上。

46.【出院主要诊断】指患者出院时，临床医师根据患者所做的各项检查、治疗、转归以及门（急）诊诊断、手术情况、病理诊断等综合分析得出的最终主要诊断。

主要诊断：指患者住院过程中对身体健康危害最大，花费医疗资源最多，住院时间最长的疾病诊断。外科的主要诊断指患者住院接受手术进行治疗的疾病；产科的主要诊断指产科的主要并发症或伴随疾病。

47.【出院其他诊断】除主要诊断外的其他诊断，包括并发症和合并症。

48.【入院病情】指对患者入院时病情评估情况。将"出院诊断"与入院病情进行比较，按照"出院诊断"在患者入院时是否已具有，按《RC027 入院病情代码表》填写：1. 有；2. 临床未确定；3. 情况不明；4. 无。根据患者具体情况，在每一出院诊断后填写相应的阿拉伯数字。

（1）有：对应本出院诊断在入院时就已明确。例如：患者因"乳腺癌"入院治疗，入院前已经钼靶、针吸细胞学检查明确诊断为"乳腺癌"，术后经病理亦诊断为乳腺癌。

（2）临床未确定：对应本出院诊断在入院时临床未确定，或入院时该诊断为可疑诊断。例如：患者因"乳腺恶性肿瘤不除外""乳腺癌？"或"乳腺肿物"入院治疗，因缺少病理结果，肿物性质未确定，出院时有病理诊断明确为乳腺癌或乳腺纤维腺瘤。

（3）情况不明：对应本出院诊断在入院时情况不明。例如：乙型病毒性肝炎的窗口期、社区获得性肺炎的潜伏期，因患者入院时处于窗口期或潜伏期，故入院时未能考虑此诊断或主观上未能明确此诊断。

（4）无：在住院期间新发生的，入院时明确无对应本出院诊断的诊断条目。例如：患者出现围术期心肌梗死。

49.【主要诊断出院情况】患者出院时的疗效评价，按《RC005 出院情况代码表》填写：1. 治愈；2. 好转；3. 未愈；4. 死亡；5. 其他。可不打印在纸质病案首页上。

50.【其他诊断出院情况】与其他诊断逐一对应的出院情况，最多收集 40 条。值域范围参考《RC005 出院情况代码表》填写：1. 治愈；2. 好转；3. 未愈；4. 死亡；5. 其他。可不打印在纸质病案首页上。

（1）治愈：指疾病经治疗后，疾病症状消失，功能完全恢复。当疾病症状消失，但功能受到严重损害者，只计为好转，如肝癌切除术、胃毕Ⅰ式切除术。如果疾病症状消失，功能只受到轻微的损害，仍可计为治愈，如胃（息肉）病损切除术。

（2）好转：指疾病经治疗后，疾病症状减轻，功能有所恢复。

（3）未愈：指疾病经治疗后未见好转（无变化）或恶化。

（4）死亡：指患者在住院期间死亡，包括未办理住院手续而实际上已收容入院的死亡患者。

（5）其他：包括入院后未进行治疗的自动出院、转院、第二次化学治疗和放射治疗、正常分娩以及因其他原因而离院的患者。

51.【病理诊断】指各种活检、细胞学检查及尸检的诊断，包括术中冰冻的病理结果。

52.【病理号】填写病理标本编号。有病理诊断编码或病理描述时必填。

53.【损伤、中毒的外部原因】指造成损伤的外部原因及引起中毒的物质，如意外触电、房屋着火、公路上汽车翻车、误服农药。不可以笼统填写车祸、外伤等。

54.【有无药物过敏】指患者在本次住院治疗以及既往就诊过程中，明确的药物过敏史。按《RC037 有无药物过敏表》填写：1. 无；2. 有。

55.【过敏药物名称】"有无药物过敏"为"有"时必填过敏药物名称。例如：青霉素。多种药物用英文逗号进行分隔。

56.【死亡患者尸检】按《RC016 死亡患者尸检代码表》填写。例如：1. 是；2. 否。

57.【ABO 血型】指在本次住院期间进行血型检查明确，或既往病历资料能够明确的患者血型。按《RC030 ABO 血型代码表》填写代码：1. A；2. B；3. O；4. AB；5. 不详；6. 未查。如果患者无既往血型资料，本次住院也未进行血型检查，则按照"6. 未查"填写。

58.【Rh 血型】按《RC031 Rh 血型代码表》填写代码。例如：1. 阴性；2. 阳性；3. 不详；4. 未查。

59.【医务人员签名】

（1）医师签名要体现三级医师负责制。三级医师指住院医师、主治医师和具有副主任医师以上专业技术职务任职资格的医师。在三级医院中，病案首页中"科主任"栏签名允许各医疗机构/科室主任授权病房负责医师签名，其他级别的医院必须由科主任亲自签名，如有特殊情况，可以由各医疗机构/科室主任授权病房负责医师签名。

（2）【科主任】【主（副）任医师】【主治医师】【住院医师】【责任护士】的【执业证书编码】证书编码可不打印在纸质病案首页上。

60.【病案质量】质控医师根据病案实际质检情况，按《RC011 病案质量代码表》填写。例如：1. 甲；2. 乙；3. 丙。

（1）【质控医师】指对病案终末质量进行检查的医师。

（2）【质控护士】指对病案终末质量进行检查的护士。

（3）【质控日期】由质控医师填写。格式为 yyyy-mm-dd。

61.【主要手术操作日期】实施手术和操作的时间。格式为 yyyy-mm-dd hh：mm：ss。

62.【主要手术操作名称】手术操作名称第一行为"主要手术操作"。

63.【主要手术操作级别】手术及操作编码属性为手术或介入治疗代码时必填。值域范围参考《RC029 手术级别代码表》填写。

64.【主要手术操作切口愈合等级】值域范围参考 RC014 切口愈合等级代码表填写。

（1）0 类切口：指经人体自然腔道进行的手术以及经皮腔镜手术，如经胃腹腔镜手术、经脐单孔腹腔镜手术等。

（2）愈合等级"其他"：指出院时切口未达到拆线时间，切口未拆线或无须拆线，愈合情况尚未明确的状态。

65.【主要手术操作麻醉方式】指为患者进行手术、操作时使用的麻醉方法。值域范围参考《RC013 麻醉方式代码表》。

66.【主要手术操作麻醉医师】实施手术操作的麻醉师姓名。

67.【离院方式】指患者本次住院出院的方式，按《RC019 离院方式代码表》填写相应的代码。

（1）医嘱离院（代码 1）：指患者本次治疗结束后，按照医嘱要求出院，回到住地进一步康复等情况。

（2）医嘱转院（代码 2）：指医疗机构根据诊疗需要，将患者转往相应医疗机构进一步诊治，用于统计"双向转诊"开展情况。如果接收患者的医疗机构明确，需要填写转入医疗机构的名称。

（3）医嘱转社区卫生服务机构/乡镇卫生院（代码 3）：指医疗机构根据患者诊疗情况，将患者转往相应社区卫生服务机构进一步诊疗、康复，用于统计"双向转诊"开展情况。如果接收患者的社区卫生服务机构明确，需要填写社区卫生服务机构/乡镇卫生院名称。

（4）非医嘱离院（代码 4）：指患者未按照医嘱要求而自动离院，如患者疾病需要住院治疗，但患者出于个人原因要求出院，此种出院并非由医务人员根据患者病情决定，属于非医嘱离院。

（5）死亡（代码 5）：指患者在住院期间死亡。

（6）其他（代码 9）：指除上述 5 种出院去向之外的其他情况。

68.【是否有出院 31 天内再住院计划】指患者本次住院出院后 31 天内是否有诊疗需要的再住院安排。按《RC028 出院 31 天内再住院计划代码表》填写：1. 无；2. 有。如填 2 有再住院计划，则需要填写目的，如进行二次手术。

69.【颅脑损伤患者昏迷时间】指颅脑损伤的患者昏迷的时间合计，按照入院前、入院后分别统计，间断昏迷的填写各段昏迷时间的总和。颅脑损伤指外伤导致的昏迷才需要填写昏迷时间，无昏迷填 0，其他患者填"—"。

70.【住院费用】总费用指患者住院期间发生的与诊疗有关的所有费用之和，凡可由医院信息系统提供住院费用清单的，住院病案首页中可不填写。已实现城镇职工、城镇居民基本医疗保险或新农合即时结报的地区，应当填写"自付金额"。

住院费用共包括以下 10 个费用类型：

（1）综合医疗服务类：各科室共同使用的医疗服务项目发生的费用。

1）一般医疗服务费：包括诊查费、床位费、会诊费、营养咨询等费用。

2）一般治疗操作费：包括注射、清创、换药、导尿、吸氧、抢救、重症监护等费用。

3）护理费：患者住院期间等级护理费用及专项护理费用。

4）其他费用：病房取暖费、病房空调费、救护车使用费、尸体料理费等。

（2）诊断类：用于诊断的医疗服务项目发生的费用。

1）病理诊断费：患者住院期间进行病理学有关检查项目费用。

2）实验室诊断费：患者住院期间进行各项实验室检验费用。

3）影像学诊断费：患者住院期间进行透视、造影、CT、磁共振检查、B 超检查、核素扫描、PET 等影像学检查费用。

4）临床诊断项目费：临床科室开展的其他用于诊断的各种检查项目费用。包括有关内镜检查、肛门指诊、视力检测等项目费用。

（3）治疗类：

1）非手术治疗项目费：临床利用无创手段进行治疗的项目产生的费用，包括高压氧舱、血液净化、精神治疗、临床物理治疗等。临床物理治疗指临床利用光、电、热等外界物理因素进行治疗的项目产生的费用，如放射治疗、放射性核素治疗、聚焦超声治疗等项目产生的费用。

2）手术治疗费：临床利用有创手段进行治疗的项目产生的费用，包括麻醉费及各种介入、孕产、手术治疗等费用。

（4）康复类：对患者进行康复治疗产生的费用。包括康复评定和治疗。

（5）中医类：利用中医手段进行治疗产生的费用。

（6）西药类：包括有机化学药品、无机化学药品和生物制品费用。

1）西药费：患者住院期间使用西药所产生的费用。

2）抗菌药物费：患者住院期间使用抗菌药物所产生的费用，包含于"西药费"中。

（7）中药类：包括中成药和中草药费用。

1）中成药费：患者住院期间使用中成药所产生的费用。中成药是以中草药为原料，经制剂加工制成各种不同剂型的中药制品。

2）中草药费：患者住院期间使用中草药所产生的费用。中草药主要由植物药（根、茎、叶、果）、动物药（内脏、皮、骨、器官等）和矿物药组成。

（8）血液和血液制品类：

1）血费：患者住院期间使用临床用血所产生的费用，包括输注全血、红细胞、血小板、白细胞、血浆的费用。医疗机构对患者临床用血的收费包括血站供应价格、配血费和储血费。

2）白蛋白类制品费：患者住院期间使用白蛋白的费用。

3）球蛋白类制品费：患者住院期间使用球蛋白的费用。

4）凝血因子类制品费：患者住院期间使用凝血因子的费用。

5）细胞因子类制品费：患者住院期间使用细胞因子的费用。

（9）耗材类：当地卫生、物价管理部门允许单独收费的耗材。按照医疗服务项目所属类别对一次性医用耗材进行分类。"诊断类"操作项目中使用的耗材均归入"检查用一次性医用材料费"；除"手术治疗"外的其他治疗和康复项目（包括"非手术治疗""临床物理治疗""康复""中医治疗"）中使用的耗材均列入"治疗用一次性医用材料费"；"手术治疗"操作项目中使用的耗材均归入"手术用一次性医用材料费"。

1）检查用一次性医用材料费：患者住院期间检查检验所使用的一次性医用材料费用。

2）治疗用一次性医用材料费：患者住院期间治疗所使用的一次性医用材料费用。

3）手术用一次性医用材料费：患者住院期间进行手术、介入操作时所使用的一次性医用材料费用。

（10）其他类：患者住院期间未能归入以上各类的费用总和。

【附页填写说明】

1.【病例分型】指患者入院时，由医师根据患者入院的途径、病情轻重、诊疗难度和治疗可能的后果，分为不同的类型，从而便于对患者病情评估、诊疗护理计划制订与医疗质量控制。例如：1. A；2. B；3. C；4. D。

（1）A 型（一般病例）：包括病种单纯、病情稳定的一般住院患者，也包括诊断明确且病情稳定的肿瘤患者。

（2）B 型（一般急诊病例）：包括需要紧急处理，但病种单纯的急诊患者。

（3）C 型（疑难重症病例）：包括病种或病情复杂，或有复杂的合并症；病情较重、诊断治疗均有很大难度，预后差的患者。

（4）D 型（危重病例）：包括病情危重，随时有生命危险，有循环、呼吸、肝、肾、中枢神经等重要器官功能衰竭病变之一的患者。

2.【新生儿 5 分钟 Apgar 评分】新生儿出生 5 分钟评分。

3.【有创呼吸机使用时间】大于等于 0 的整数，单位（小时）；指患者住院期间有创呼吸机累计使用时间，全身麻醉期间使用有创呼吸机的时间除外；不足 1 小时按 1 小时计算。

4.【住院过程中有无进入重症监护室】例如：1. 是；2. 否。

5.【重症监护室名称】按照《RC015 重症监护室名称代码表》填写。患者病程中根据病情需进入重症监护室进行抢救治疗的应填写重症监护室名称。例如：心血管内科患者进入 CCU 等。

6.【进入时间】【退出时间】指进入/退出重症监护室的时间。格式为 yyyy-mm-dd hh：mm：ss；进入时间不能晚于退出时间。

7. 【住院过程中是否使用 ECMO】例如：1. 是；2. 否。上机/撤机时间：格式为 yyyy-mm-dd hh：mm：ss；上机时间不能晚于撤机时间。ECMO 转流模式和膜肺更换次数根据实际情况填写。

8. 【红细胞】【血小板】【血浆】【全血】【自体血回输】输血患者填写，按实际输入用量填写，单位（单位）。

9. 【肿瘤分期】填写本次住院的肿瘤分期情况。

10. 【输液输血情况】按实际情况填写。例如：1. 有；2. 无。

湖南省病案首页　　　　　　　　　　　　　　　（组织机构代码：　　　　　　）

_____ 医院

住院病案首页

医疗付费方式：□

健康卡号：　　　　　　　第　　次住院　　　　　　病案号：

姓名_____　性别□ 1男　2女　出生日期____年___月___日　年龄_____

国籍_____（年龄不足1周岁的）年龄_____月　新生儿出生体重____克　新生儿入院体重_____克

出生地址_____省（区、市）___市___县　籍贯___省（区、市）___市　民族_____

证件类别□　证件号码_____　职业____ 婚姻□ 1未婚　2已婚　3丧偶　4离婚　9其他

现住址_____省（区、市）___市___县　电话_____　邮编_____

户口地址_____省（区、市）___市___县_____邮编_____

工作单位及地址_____单位电话_____邮编_____

联系人姓名_____关系_____地址_____电话_____

入院途径□ 1急诊　2门诊　3其他医疗机构转入　9其他

入院时间___年___月___日___时___分　入院科别_____病房_____转科科别_____

出院时间___年___月___日___时___分　出院科别_____病房_____实际住院_____天

门（急）诊诊断名称_____门（急）诊诊断编码_____

入院诊断名称_____入院诊断编码_____

入院时情况：□ 1危　2急　3一般　入院后确诊日期：___年___月___日

出院诊断	疾病编码	入院病情	出院情况	出院诊断	疾病编码	入院病情	出院情况
主要诊断：				其他诊断：			
其他诊断：							

入院病情：1有　2临床未确定　3情况不明　4无	出院情况：1治愈　2好转　3未愈　4死亡　5其他

损伤、中毒的外部原因_____损伤、中毒外部原因编码_____

病理诊断：_____病理诊断编码_____

病理号 _____

药物过敏□1 无　2 有　过敏药物_____　　　　　　　　死亡患者尸检□1 是　2 否

血型□ 1 A　2 B　3 O　4 AB　5 不详　6 未查　　　Rh 血型□ 1 阴　2 阳　3 不详　4 未查

科主任_____（证书编码）　**主任（副主任）医师**_____（证书编码）
主治医师_____（证书编码）　**住院医师**_____（证书编码）
责任护士_____（证书编码）　**进修医师**_____　**实习医师**_____　**编码员**_____

病案质量□1 甲　2 乙　3 丙　质控医师____质控护士____质控日期____年____月____日

手术及 操作日期	手术及 操作编码	手术 级别	手术及操作名称	手术及操作医师			切口愈 合等级	麻醉 方式	麻醉 医师
				术者	Ⅰ助	Ⅱ助			
							/		
							/		
							/		
							/		
							/		

离院方式□ 1 医嘱离院　2 医嘱转院　拟接收医疗机构名称：_____
3 医嘱转社区卫生服务机构/乡镇卫生院，拟接收医疗机构名称：_____　4 非医嘱离院　5 死亡
9 其他

是否有出院 31 天内再住院计划 □ 1 无　2 有　目的：_____

颅脑损伤患者昏迷时间：入院前____天____小时____分钟　　入院后____天____小时____分钟

住院费用（元）：总费用_____（自付金额：_____）
1. **综合医疗服务类**（1）一般医疗服务费：_____　（2）一般治疗操作费：_____　（3）护理费：_____
　（4）其他费用：_____
2. **诊断类**（5）病理诊断费：_____　（6）实验室诊断费：_____
　（7）影像学诊断费：_____　（8）临床诊断项目费：_____
3. **治疗类**（9）非手术治疗项目费：_____　（临床物理治疗费：_____）
　（10）**手术治疗费**：_____　（麻醉费：_____　手术费：_____）
4. **康复类**（11）康复费：_____
5. **中医类**（12）中医治疗费：_____
6. **西药类**（13）西药费：_____　（抗菌药物费用：_____）
7. **中药类**（14）中成药费：_____　（15）中草药费：_____
8. **血液和血液制品类**（16）血费：_____　（17）白蛋白类制品费：_____　（18）球蛋白类制品费：_____
　（19）凝血因子类制品费：_____　（20）细胞因子类制品费：_____
9. **耗材类**（21）检查用一次性医用材料费：_____　（22）治疗用一次性医用材料费：_____
　（23）手术用一次性医用材料费：_____
10. **其他类**（24）其他费：_____

病例分型：□ 1 A　2 B　3 C　4 D　有创呼吸机使用时间：_____小时　新生儿 5 分钟 Apgar 评分：_____分

住院过程中有无进入重症监护室：□ 1 是　2 否
重症监护室名称_____：进入时间：___年___月___时___分；转出时间___年___月___时___分
住院过程中是否使用 ECMO：□ 1 是　2 否；　　模式：□V-A　□V-V　□V-AV　□VV-A；
上机时间：___年___月___时___分；**撤机时间：**___年___月___时___分；**膜肺更换次数：**___次
输血品种：红细胞____单位　血小板____单位　血浆____单位　全血____单位　自体血回输____单位
肿瘤分期：T___ M___ N___　□ 10 期　2 Ⅰ期　3 Ⅱ期　4 Ⅲ期　5 Ⅳ期　6 不详
输液输血情况：1. 输液情况□1 有　2 无　2. 输液反应□1 有　2 无　3. 输血情况□1 有　2 无　4. 输血反应□1 有　2 无

§2.2.2　入院记录

入院记录是指患者入院后，由临床医师通过问诊、体格检查、辅助检查获得有关资料，并对这些资料归纳分析书写成的记录。

【内容及要求】

入院记录需在患者入院后 24 小时内完成。由住院医师或进修医师书写、也可由实习医师书写，再由主管医师（上级医师）审核签字。

医疗机构根据本院需求和信息化水平，可使用表格式入院记录，但应统一格式，内容应与本规范的要求保持一致，不得随意删减。医师填写项目必须完整，不能漏项。

（一）一般情况

一般情况包括姓名、性别、年龄、婚姻状况、出生地、民族、职业、住址、入院时间、记录时间、入院方式（如步行、抬送等）。

（二）主诉

主诉是指促使患者就诊的主要症状（或体征）及持续的时间；一般 1～2 句，20 个字左右。

（三）现病史

现病史是指患者本次入院的主要症状或体征的系统性描述及所患疾病的发生、发展、演变、诊疗等方面的详细情况，应按时间顺序书写。内容包括发病情况，主要症状或体征的特点及其发展变化情况，伴随症状，发病后诊疗经过及结果，起病以来的饮食、睡眠、大小便、精神状态等。

（1）发病情况：

1）发病时间：慢性病一般以年、月计；急性病除须记录年、月、日外，还需记录到时、分。发病地点：必要时需记录。

2）起病：分急起、缓起或隐袭起病。

3）注意前驱症状的有无，如有应予记录。

4）可能患病的原因或诱因。

（2）主要症状特点及其发展变化情况：按发生的先后顺序描述主要症状特点，详细内容要求如下。①部位；②性质；③持续时间；④程度；⑤缓解或加剧因素；⑥演变发展情况；⑦与鉴别诊断有关的阳性或阴性病史。

（3）伴随症状：记录伴随症状，并描述伴随症状与主要症状之间的相互关系。

（4）发病以来诊治经过及结果：记录患者发病后到入院前及院内、外接受检查与治疗的详细经过和效果。对患者提供的药名、诊断和手术名称须加引号（""）以示区别。

（5）发病以来一般情况：简要记录发病后患者的精神状态、睡眠、食欲、大小便、体重等情况。

（6）与本次疾病虽无紧密关系，但仍需治疗的其他疾病状况，可在现病史后另起一段予以记录。

（7）现用药史：与本次疾病无紧密关系，慢性疾病在长期用药治疗，需另起一段记录，包括药品名称、用法、用量等。

（四）既往史

既往史是指患者过去的健康和疾病情况，内容包括：

1. 既往一般健康状况。

2. 疾病史　包括急慢性传染病史、既往疾病已经治愈或者病情稳定不需要本次住院额外治疗的。

3. 预防接种史　尽可能记录预防接种的时间、疫苗种类。

4. 外伤手术史　外伤及手术的时间、部位；外伤及手术致体内留置物名称，如弹片、钢板、支架等。

5. 输血史　时间、次数、血量。

6. 药物过敏史　药物名称、过敏症状，如皮疹、过敏性休克。

（五）个人史、月经史、婚育史、家族史

1. 个人史

（1）记录出生地及长期居留地，有无疫水、疫区接触史。

（2）生活习惯及有无烟、酒、药物等嗜好，如有应记录数量、时限，药物的名称。

（3）职业与工作条件。

（4）有无工业毒物、粉尘、放射性物质接触史，工种、工龄及毒物的名称等。

（5）有无冶游史。

2. 月经史　女性患者记录初潮年龄、行经期天数、间隔天数、末次月经时间（或闭经年龄），月经量、痛经及生育等情况。

3. 婚育史　婚姻状况、结婚年龄、配偶健康状况、有无子女等。

4. 家族史　父母、兄弟、姐妹健康状况，有无与患者类似疾病，有无家族遗传倾向的疾病。

（六）病史陈述者签名

一般由患者签署，患者无法签署时由病史提供者签署并注明其与患者的关系。

（七）体格检查

体格检查应当按照系统循序进行书写。其内容包括：

1. 体温、脉搏、呼吸、血压。

2. 一般情况

（1）发育、营养、神志、体位、表情和面容、步态、检查是否合作。

（2）皮肤黏膜：色泽、弹性、温度、皮疹、出血、蜘蛛痣、水肿、毛发分布、瘢痕、溃疡等。

（3）全身浅表淋巴结：肿大者应记录部位、大小、数目、硬度、压痛、活动度。

（4）瘘管、瘢痕。

3. 头部及头部器官　头部的形状、大小、压痛，有无肿块。

（1）眼：眼睑、结膜、巩膜、角膜、瞳孔（形状、大小、对光及调节反应），眼球（突出、运动、震颤）。

（2）耳：外形、听力、分泌物、乳突。

（3）鼻：外形、鼻中隔偏曲、鼻翼扇动、分泌物、鼻旁窦（副鼻窦）压痛。

（4）口腔：气味，唾液分泌，唇（色、疱疹、溃疡），黏膜（色、溃疡、斑疹、色素沉着），牙齿（数目、色泽、缺齿、龋齿），牙龈（发红、肿胀、出血、齿槽溢脓、色素沉着、铅线），舌（位置、苔、乳头、震颤），扁桃体（大小、充血、分泌物），腮腺大小。

4. 颈部　软硬度，颈静脉充盈，颈动脉异常搏动，气管位置，甲状腺（大小、硬度、对称性、表面情况、压痛、震颤、血管杂音）。

5. 胸部　胸廓形态、肋间隙、胸壁静脉、胸壁压痛、乳房、血管杂音。

（1）肺部：

1）视诊：呼吸运动、呼吸频率、节律、深度。

2）触诊：呼吸运动度、语颤、摩擦感。

3）叩诊：叩诊音的分布、肺下界和肺下界移动度。

4）听诊：呼吸音、啰音、语音传导、摩擦音。

（2）心脏：

1）视诊：心前区隆起、心尖搏动（位置、范围、强弱、节律、频率）。

2）触诊：心尖搏动（位置、强度、范围、节律、频率），震颤（部位、时期）。

3）叩诊：叩诊左、右心界，测量其至胸骨中线的厘米数，结合锁骨中线至前中线的距离，判断心界是否扩大。

4）听诊：心率，心律，心音，附加音，杂音（部位、时期、性质、强弱、传导、与体位及呼吸的关系），心包摩擦音。

（3）血管检查：桡动脉的节律、两侧强度是否相等，有无脉搏短绌。动脉壁性质、紧张度，波形（奇脉、重脉、水冲脉、交替脉）。毛细血管搏动、枪击音、杜式（Duroziez）

双重音、静脉营营声。

6. 腹部

（1）视诊：形态、呼吸运动、腹壁静脉曲张和血流方向、胃肠形及蠕动波、腹壁皮肤。

（2）触诊：腹肌紧张度、压痛、反跳痛，腹部肿块（部位、大小、形态、质地、边界、压痛、活动度）、水波感，脏器触诊（肝、脾、胆囊、肾）。

1）肝：大小、边缘、质地、表面情况、压痛、活动度。

2）胆囊：可否触到、大小、压痛、墨菲征。

3）脾：大小、边缘、质地、压痛及表面情况。

4）肾：可否触到，大小、压痛、质地、表面状态、活动度，肋脊点、肋腰点是否有压痛。

（3）叩诊：叩诊音的性质，移动性浊音，肝浊音界，肝肾区有无叩痛，膀胱充盈度。

（4）听诊：肠鸣音（活跃、增多、消失、音调），有无震水声、血管杂音。

7. 直肠肛门　痔、脱肛、瘘。如做肛门指检应记录括约肌的紧张度、内痔、肿瘤，手指套有无血液等。必要时检查外生殖器官。

8. 脊柱四肢　畸形、压痛、强直、瘫痪、肌肉萎缩、骨折、杵状指、静脉曲张及关节情况（红肿、积液、畸形、活动度）。

9. 神经系统　肱二头肌、肱三头肌、膝腱反射。腹壁及提睾反应。克尼格（Kernig）征（简称克氏征）、布鲁辛斯基（Brudzinski）征（简称布氏征）、巴宾斯基（Babinski）征（简称巴氏征）。

（八）专科情况

应当根据专科的需要，记录专科特殊情况，包括与专科有关的全面体格检查内容。

（九）辅助检查

辅助检查指入院前所做的与本次疾病相关的主要检查及其结果。应分类按检查时间顺序记录检查结果，如系在其他医疗机构所做的检查，应当写明该机构名称。

（十）初步诊断

初步诊断是指住院医师根据患者入院时情况，综合分析所做出的诊断。如初步诊断为多项时，应当主次分明，对病因待查的病例应列出可能性较大的诊断。

（十一）医师签名

由书写入院记录的医师签名；主治医师及以上职称医师审核签名。

【格式】

入院记录

姓名：　　　　　　　　出生地：

性别：　　　　　　　　民族：

年龄：　　　　　　　　职业：

婚姻：　　　　　　　　住址：

入院时间： 记录时间：

入院方式：

主诉：

现病史：

既往史：

个人史：

月经史：

婚育史：

家族史：

病史陈述者签名：

体格检查：

专科情况：

辅助检查结果：

入院初步诊断：（1）

（2）

医师签名：×××

再次或多次入院记录

再次或多次入院记录是指患者因同一种疾病为主要诊断而再次或多次住入同一医疗机构时书写的记录。内容及要求基本同入院记录。

【内容及要求】

1. 第 2 次住同一医院书写再入院记录，第 3 次以上住同一医院应写明第几次住院，如第 3 次、第 4 次入院记录。

2. 患者本次住院的住院号与第 1 次住院号相同。

3. 患者的一般情况，每次入院都需重写，不能写"见第 1 次入院记录"。

4. 主诉应记录患者前次出院后至本次入院的主要症状（或体征）及持续时间。

5. 书写现病史时，首先应对本次住院前历次住院经过进行小结，然后再书写本次入院的现病史。住院次数多者，在小结再次住院经过时，重点小结本次住院的前次住院及出院后到本次发病的情况。以往的住院仅交代住院次数和住院日期及何种原因住院即可，如第 4 次入院记录重点小结第 3 次住院及出院后情况，并交代第 1 次、第 2 次因何原因、于何时住本院。如有新增疾病需要本次住院期间治疗的按前述入院记录现病史要求另起一段书写。

6. 既往史、个人史、月经史、婚育史、家族史等无明显变化时不必每次均记录，可以写"见第一次入院记录"。

7. 非同一疾病入院，应按入院记录书写。

再次入院或多次入院记录

姓名：　　　　　　　　　　　　出生地：

性别：　　　　　　　　　　　　民族：

年龄：　　　　　　　　　　　　职业：

婚姻：　　　　　　　　　　　　住址：

入院时间：　　　　　　　　　　记录时间：

入院方式：

主诉：

现病史：①上次（多次）住院情况；②本次住院情况。

既往史、个人史、月经史、婚育史、家族史等无变化可见第一次入院记录，有变化时需记录；如出现食物、药物过敏、手术、创伤、输血、绝经等，可补充记录。

病史陈述者签名：

体格检查：内容同入院记录。

辅助检查结果：

入院初步诊断：（1）

（2）

（3）

医师签名：×　×　×

§2.2.3　病程记录

病程记录是指继入院记录之后，对患者病情和诊疗过程所进行的连续性记录，包括首次病程记录、日常病程记录、术后首次病程记录、交（接）班记录、转科及接收记录等。

首次病程记录

【内容及要求】

首次病程记录指患者入院后由住院医师或值班医师书写的第一次病程记录，应当在患者入院后8小时内完成。首次病程记录的内容包括病例特点、拟诊讨论（诊断依据及鉴别诊断）、病例分型、诊疗计划等。对急、危患者应及时记录上级医师的诊疗意见及实施效果。

病例特点：应当在对病史、体格检查和辅助检查进行全面分析、归纳和整理后写出本病例特征，包括阳性发现和具有鉴别诊断意义的阴性症状和体征等。

拟诊讨论（入院诊断及鉴别诊断）：根据病例特点提出初步诊断，并对每项诊断写出诊断依据。对第一诊断不明确的病例应写出拟诊诊断及依据、鉴别诊断及依据。对诊断明确的病例无须鉴别；疑似诊断并非第一诊断时无须鉴别。

病例分型：根据患者病情轻重缓急情况、诊疗技术复杂程度和预后进行分型。

诊疗计划：提出具体的检查及治疗措施安排。

【格式】

年、月、日、时、分　　　　　　　**首次病程记录**

1. 病例特点

临床表现：包括病史、主要症状和体征。

辅助检查：住院前的各项检查结果。外院检查结果应注明检查时间和医疗机构名称。

2. 拟诊讨论

诊断依据：

鉴别诊断：依据病情，有针对性进行分析。

（1）

（2）

入院诊断具有多项诊断时，应根据病情分清主次，依次列出。

（1）

（2）

3. 病例分型

4. 诊疗计划　具体的检查及治疗措施安排。

医师签名：×××

日常病程记录

【内容及要求】

日常病程记录是指对患者住院期间诊疗过程的经常性、连续性记录。由住院医师及以上职称医师书写；也可以由实习医务人员或试用期医务人员书写，但应由住院医师及以上审签。书写日常病程记录时，首先标明记录时间，记录时间应当具体到分钟，另起一行记录具体内容。

主治医师首次查房记录应当于患者入院 48 小时内完成。D 型病例首次上级医师查房记录应在入院后 12 小时内完成。内容包括查房医师的姓名、专业技术职务、补充的病史和体征、诊断依据与鉴别诊断的分析及诊疗计划等。

对病危患者应当根据病情变化随时书写病程记录，每天至少 1 次，记录时间应当具体到分钟。对病重患者，至少 2 天记录一次病程记录。对病情稳定的患者，至少 3 天记录一次病程记录。入院后连续 3 天应书写病程记录（含首次病程记录）。

对手术（含介入治疗）患者，应有术者术前及术后 24 小时查看患者的记录。术后及时完成术后首次病程记录。患者出现病情变化或进行有创、输血等相关治疗应随时书写病程记录。病程记录不应随意空行、空格。

内容包括：患者自觉症状、情绪、饮食、睡眠、大小便情况等；病情变化，包括是否出现新的症状、体征，有无并发症、合并症等；各种辅助检查，诊疗操作结果的判断分析。

危急值报告和处理，在确认检测危急值与病情相符后，应立即采取有效的急救治疗措施，并与患者及家属做好充分的病情沟通，住院医师或值班医师应在接到危急值报告 6 小时内在病程中记录危急值结果和诊治措施。

各种治疗的效果及反应。医嘱（特别是抗生素）更改及理由。

输血治疗情况，要有明确的输血指征（即输血前评估，应有实验室检测指标和患者体征描述），血型、血液制品种类、数量，输血过程有无反应，输血反应处理措施。要求当天记录。

手术患者术后的病程记录应密切关注并记录患者生命体征及意识状态变化，患者引流物性状、引流量、出入量、伤口渗血等情况。

新诊断的确立或原诊断的修改，说明依据和鉴别诊断。

上级医师查房人员的姓名和职称，指导意见及执行情况。各科会诊意见及执行情况。

上级医师与家属及有关人员谈话内容及对方的意见等。

【格式】

年　月　日　时　分　　　　　　　　**日常病程记录**

记录症状和一般情况变化、体征改变、辅助检查结果（特别是异常结果）及临床意义分析，接到危急值报告的时间、记录危急值、分析及处理情况。采用诊疗措施的疗效和反应，上级医师查房意见，会诊意见，医师分析讨论意见，医嘱更改及理由，向患者及其亲属告知的重要事项等。

输血记录包含内容：输血原因、输血目的、输血品种、血型、输血量、输血起止时间、输血过程有无不良反应、输血后评估。

营养查房记录内容：目标能量和蛋白质摄入、实际能量和蛋白质摄入、耐受情况评估、疗效评估、营养干预方案建议。

医师签名：×××

术后首次病程记录

【内容及要求】

术后首次病程记录（包括急诊手术及择期手术）应由参加手术的医师在术后 8 小时内

完成。内容应该包括手术时间、麻醉方式、手术方式、手术简要经过、术后诊断、术者术后查看患者相关情况、术后处理措施及应当特别注意观察的事项等。

【格式】

年 月 日 时 分　　　　**术后首次病程记录**

手术简要过程（包括手术时间、麻醉方式、手术方式、手术简要经过），术后诊断、术者术后查看患者相关情况、术后处理措施及应当特别注意观察的事项等。

记录者签名：×××

交（接）班记录

交（接）班记录是指主管患者的住院医师发生变更之际，交班医师和接班医师分别对患者病情及诊疗情况进行简要总结的记录。

交班记录

【内容及要求】

应当在交班前由交班医师完成。紧接病程记录书写，不另立专页。一般患者，经管一周以内可不另写记录。危重患者任何情况交班均应有交班记录。记录由实习医师、进修医师书写时，应有本医疗机构住院医师签名、审核。主要内容包括：

1. 交班时间　　年、月、日、时、分。
2. 患者已确诊疾病及诊断依据，尚未确定的诊断及原因。
3. 小结前一阶段治疗情况及效果。
4. 下一阶段需继续进行检查、诊断、治疗等事项的具体计划和建议。

【格式】

年 月 日 时 分　　　　**交班记录**

患者姓名、性别、年龄、因何主诉于×年×月×日×时×分入院。

入院情况：（扼要记录入院时主要症状、体格检查，辅助检查资料等）

入院诊断：

入院诊治经过：（诊断治疗措施与效果、尚未确定的诊断及原因等）

目前情况：

目前诊断：

建议及注意事项：（1）

　　　　　　　　　（2）

医师签名：×××

接班记录

【内容及要求】

本项记录由接班医师于接班后 24 小时内完成。紧接交班记录书写，不另立专页。应温习病史和诊疗情况，参阅交班记录，进行体格检查后书写。接班记录力求简明扼要，着重书写接班后诊疗的具体计划和注意事项。若目前情况、目前诊断无变化，可记录为"同交班记录"。若有需补充的内容，可只记录补充内容，并注明"其他同交班记录"。主要内容包括：

1. 接班时间：年、月、日、时、分。
2. 阅读交班记录及复习有关病历资料，询问病史并体格检查。
3. 目前情况，包括症状、体征改变，有意义辅助检查结果等。
4. 目前诊断。
5. 接班后具体诊疗计划。

【格式】

年　月　日　时　分　　　　　　　**接班记录**

已阅读交班记录并对有关病历资料进行了复习，询问了病史，进行了体格检查及评估。

目前情况：

目前诊断：

接班诊疗计划：（1）

　　　　　　　　（2）

　　　　　　　　（3）

医师签名：×××

转科及接收记录

【内容及要求】

患者由一个科室转往另一个科室时，须书写转科和接收记录。转科记录由转出科室医师在患者转出科室前书写完成（紧急抢救情况下可先将患者转出，6 小时内补记转科记录），接收记录由转入科室医师于患者转入后 24 小时内完成；如果转往重症监护病房（ICU），与原科室属于共管关系时或者在同一个科室的亚专科之间转不同的病区或组别，则不需要书写转科和接收记录，紧接病程记录书写，不另起页。

转科记录应简明扼要记录患者当前的病情和治疗及转科时需注意事项。患者转科后尚需继续进行的本科治疗项目应详细交代，患者心理状况如有特殊情况也应交代。接收记录是在复习病史和有关资料的基础上，重点询问病史，专科体格检查，评估患者情况，制订转入后的具体诊疗计划。若目前情况、目前诊断无变化，可记录为"同转科记录"。若有需补充的内容，可只记录补充内容，注明"其他同转科记录"。

【格式】

年　月　日　时　分　　　　　　　　**转科记录**

患者姓名、性别、年龄。因××主诉于×年×月×日入住××科。现转入××科。

入院时情况：简要病史、入院时主要体格检查和辅助资料。

入院诊断：

诊疗经过：住院期间诊疗情况、重要检查检验结果及病情演变。

目前情况：目前情况、转科目的、接收科室会诊意见、患者或家属意见。

目前诊断：

注意事项：

医师签名：×××

年　月　日　时　分　　　　　　　　**接收记录**

已阅读转科记录并对有关病历资料进行了复习，询问了病史，进行了体格检查及评估。

目前情况：接收时主要症状及体格检查

目前诊断：

转入后诊疗计划：（1）

　　　　　　　　　　（2）

医师签名：×××

§2.2.4　疑难病例讨论纪要

【内容及要求】

疑难病例讨论是指为尽早明确诊断或完善诊疗方案，对诊断或治疗存在疑难问题的病例进行讨论。疑难病例包括但不限于：①患者没有明确诊断或治疗方案难以确定；②疾病在应有明确疗效的周期内未能达到预期疗效；③非计划再次住院和非计划再次手术；④出现可能危及生命或造成器官功能严重损害的并发症等。

疑难病例讨论应由科主任或具有副主任医师及以上专业技术任职资格的医师主持，参加疑难病例讨论成员中至少有2人具有主治及以上专业技术职务任职资格。在讨论完成后24小时内由住院医师书写，主持人应及时审阅并签名。

详细参与人员讨论发言内容以疑难病历讨论记录的形式记录在科室专项记录本中，由科室保管。病历当中以讨论纪要的形式记录讨论总结及进一步诊疗处理意见，另立专页，附在病程之后。

【格式】

姓名：　　年龄：　　床号：　　科室：　　病室：　　住院号：

疑难病例讨论纪要

时间：　年　月　日　时　分
地点：
参加人员：（全名及专业技术职称）
主持人：（实际主持人及专业技术职称）
病例报告人：
病历摘要：（患者姓名，性别，年龄，病情简介并提出需要讨论的问题）
讨论总结意见：
（1）目前诊断：
（2）下一步处理意见：

签名：主持人×××/记录人×××
年　　月　　日　　时　　分

§2.2.5　阶段小结与住院超30天讨论记录

【内容及要求】

阶段小结是指患者住院时间较长，由住院医师每30天所做病情及诊疗情况小结。紧接病程记录书写，不另起页。阶段小结重点是入院后至本阶段小结时患者的病情演变、诊疗过程及其结果、目前病情、治疗措施、今后准备实施的诊疗方案等。交（接）班记录、转科记录可代替阶段小结。

住院超30天讨论记录重点讨论住院超30天的原因，参与人员发言内容以讨论记录的形式记录，由科室保存在专项记录本中，不归档病历中。

【格式】

年　月　日　时　分　　　　　**阶段小结**
因××主诉于×年×月×日×时×分入住××科。
入院时情况：扼要记录入院时主要症状、体格检查，辅助检查资料等。
入院诊断：
诊疗经过：住院期间诊疗情况、重要检查检验结果及病情演变。

目前情况：目前症状、体征。

目前诊断：

诊疗计划及注意事项：

医师签名：×××

住院超 30 天讨论记录

时间：　年　月　日　时　分

地点：

参加人员：（全名及专业技术职称）

主持人：（实际主持人及专业技术职称）

病例报告人：

病情简介：（患者姓名，性别，年龄，主诉，入院日期，入院诊断，住院期间诊疗情况，重要检验检查结果，病情演变，目前情况包括症状和体征）

发言人：

×××（全名及专业技术职称）：

×××（全名及专业技术职称）：

×××（全名及专业技术职称）：

主持人总结意见：

（1）目前诊断：

（2）住院时间超过 30 天原因分析：

（3）下一步处理意见及注意事项：

签名：主持人×××/记录人×××

§2.2.6　抢救记录

抢救记录是指患者病情危重，采取抢救措施时做的记录。

【内容及要求】

内容包括病情变化情况，抢救时间及措施，参加抢救的医务人员姓名及专业技术职称等。因抢救急危患者，未能及时书写病历的，有关医务人员应当在抢救结束后 6 小时内据实补录，并加以说明。记录抢救时间应当具体到分钟。若抢救时实施心肺复苏，则使用"心肺复苏抢救记录"模板，置于病程中。

【格式】

年　月　日　时　分　　　　　　**抢救记录**

病情变化具体情况（原因、诱因、症状、体征等），抢救时间、具体抢救措施、经过，治疗效果。履行告知程序等，反复救治应如实记录。参加抢救人员姓名、专业技术职称。

医师签名：×××

【格式】

年　月　日　时　分　　　　**心肺复苏抢救记录**

事件信息：

心搏骤停时间＿＿＿＿＿＿＿＿　地点＿＿＿＿＿＿＿＿＿＿＿＿＿＿＿＿＿

心搏骤停原因＿＿＿＿＿＿＿＿＿＿＿＿＿＿＿＿＿＿＿＿＿＿＿＿＿＿＿＿＿

医护目击心搏骤停发生＿＿＿＿　1. 是　2. 否

骤停时是否心电监护＿＿＿＿＿　1. 是　2. 否

基本生命支持：

发现异常情况的时间＿＿＿发现者＿＿＿1. 医师　2. 护士　3. 其他医务工作者　4. 家属

判定心搏骤停的时间＿＿＿判定者＿＿＿1. 医师　2. 护士　3. 其他医务工作者　4. 家属

心搏骤停期间是否 CPR＿＿＿＿　1. 是　2. 否。开始时间＿＿＿＿＿＿　按压方式＿＿＿＿＿＿

人工通气＿＿＿＿　1. 是　2. 否。通气方式＿＿＿1. 口对口　2. 面罩　3. 复苏球囊

CPR 期间是否除颤＿＿＿＿　1. 是　2. 否

开始时间＿＿＿＿＿＿除颤模式＿＿＿＿＿＿功率＿＿＿＿＿＿次数＿＿＿＿＿＿＿

与 CPR 的节律关系＿＿＿＿＿＿＿　1. 有　2. 无。如果有，请描述＿＿＿＿＿＿＿

操作人员＿＿＿　1. 医师　2. 护士　3. 其他医务工作者　4. 参加过培训的非专业人员

5. 未参加过培训的专业人员

快速反应小组到场＿＿＿＿＿＿＿1. 有　2. 无。

呼叫本科医护时间＿＿＿＿＿　本科医护参与急救时间＿＿＿＿＿＿

呼叫科外医护时间＿＿＿＿＿科外医护参与急救时间＿＿＿＿＿＿科外医护参与事项＿＿＿＿＿＿＿

高级人工气道建立＿＿＿＿＿＿　1. 有　2. 无。时间＿＿＿＿＿＿

静脉通道＿＿＿　1. 有　2. 无。如果有，方式＿＿＿　1. 外周　2. 中心

高级生命支持：

给药情况：（肾上腺素、去甲肾上腺素、抗利尿激素、胺碘酮、利多卡因等使用情况）

给药时间　　药物名称（举例）　　　　剂量　　　　　给药途径＿＿＿＿＿＿＿＿＿＿＿＿＿

循环支持：血压监测＿＿＿　1. 有　2. 无。

　　　　　时间＿＿＿＿收缩压/舒张压＿＿＿mmHg；平均动脉压＿＿＿mmHg

呼吸支持：气管内插管＿＿＿　1. 有　2. 无。开始时间＿＿＿＿＿　方式＿＿＿＿＿＿

　　　　　辅助通气＿＿＿　1. 有　2. 无。开始时间＿＿＿＿＿　方式＿＿＿＿＿＿

目标体温管理＿＿＿　1. 有　2. 无。开始时间＿＿＿＿＿　体温＿＿＿℃　结束时间＿＿＿＿＿＿

ECMO＿＿＿　1. 有　2. 无。开始时间＿＿＿＿＿　方式＿＿＿＿＿＿＿

其他支持措施：＿＿＿＿＿＿＿＿＿＿＿＿＿＿＿＿＿＿＿＿＿＿＿＿＿＿＿＿＿

抢救过程描述：〔病情变化具体情况（原因、诱因、症状、体征等），抢救时间，具体抢救措施，抢救详细经过，治疗效果。履行告知程序等，反复救治应如实记录。参加抢救人员姓名、专业技术职称。〕

§2.2.7 操作记录

有创诊疗操作记录

有创诊疗操作记录是指临床诊疗活动过程中进行的各种诊断、治疗性操作的记录。

【内容及要求】

有创诊疗操作前应在病程记录中对指征、注意事项进行分析，并将必要性和风险告知患者或其亲属，签署知情同意书。操作完成后施术者应在病程记录内即刻书写记录。未能及时书写操作的，应当在操作结束后 24 小时内补记。如施术者为实习、进修医师（在上级医师指导下），其书写记录需由本医疗机构住院医师及以上职称人员负责审核并签名。内容包括：操作时间、操作名称、操作步骤、结果及操作过程中患者的一般情况，过程是否顺利，有无不良反应，术后注意事项及是否向患者说明，操作医师签名。

【格式】

年　月　日　时　分　　　**有创诊疗（操作名称）记录**

患者一般情况、体位、定位及进路；无菌操作施行程序；选用器械药物；麻醉实施（药物、过程）；操作的具体过程；是否顺利；结果（各种获得数据、标本性状和量，送检项目）；术中、术终患者情况；术后观察处理；注意事项是否向患者说明。

操作者：×××医师，助手：×××医师。

医师签名：×××

介入诊疗（手术）记录

介入诊疗（手术）是涉及多个临床学科的一种治疗手段，与传统的开放式手术有着明显不同的特点。病历书写应严格按照原卫生部《病历书写基本规范》的原则执行，同时体现介入诊疗的特点。

【内容及要求】

1. 实施介入诊疗（手术）之前，应进行术前谈话、术前告知，并签署介入诊疗（手术）

同意书。

2. 介入诊疗术中涉及的体内植入物，术前应将所用材料、价格、产地以及其他选择等向患者告知，并签署《使用医用内置耗材知情同意书》。

3. 介入诊疗记录应在操作完成后 24 小时内完成，详细记录操作名称、操作时间、操作步骤、结果及术中患者一般情况，记录过程是否顺利、有无不良反应、术中用药，术后注意事项，医师签名。

4. 介入手术记录应在手术后 24 小时内完成。由手术者书写，特殊情况下由第一助手书写时，应有手术者签名。手术记录应当另页书写，内容包括一般项目、手术日期、术前诊断、手术名称、术后诊断、手术者及助手姓名、麻醉方法、手术经过、术中出现的并发症原因分析及处理。如手术未成功要说明后续处理方法。

5. 纳入三四级手术管理的介入手术按手术要求管理。

6. 医用内置耗材生产条码应粘贴于安全核查记录单上；如为电子病历，应有内置耗材相关信息的电子文档供追溯。

【参考模板】

_____医院

冠状动脉造影诊断报告单

姓名	性别	年龄	DSA 号
科室	门诊号	住院号	床号
时间	医师		

术前用药	术中用药	
穿刺部位	造影剂	
鞘管型号	导管型号	
冠脉优势型	左、右优势型	均衡型

临床诊断：

左主干：　　前降支：　　对角支：

回旋支：　　中间支

右冠脉：

结论：

建议：

书写报告医师：	书写报告日期：
审核报告医师：	审核报告日期：

_____医院
经皮冠状动脉介入治疗报告单

姓名	性别	年龄	DSA 号
科室	门诊号	住院号	床号

手术日期		手术医师	
术前诊断		术后诊断	
术前用药		术中用药	

穿刺部位		造影剂	
鞘管型号		拟治疗血管	
导管型号			
导丝			

球囊规格/mm	压力 1 Pa	时间/秒	扩张次数
支架规格/mm	压力 1 Pa	时间/秒	

PCI 术经过：

并发症及处理：

术后造影：

结论：

建议：

图像（见报告单背面）

书写报告医师：	审核报告医师：
书写报告日期：	审核报告日期：

PCI：经皮冠状动脉介入治疗。

_____医院
先天性心脏病心导管检查报告单

姓名	性别	年龄	DSA 号
科室	门诊号	住院号	床号
X 线号	身高/cm	体重/kg	

检查时间：   检查医师：

临床诊断：

实验室检查：   Hb：   g/L   氧消耗量：   mL/min

心导管检查：

1. 术前准备用药   穿刺部位：

2. 导管经过途径及到达部位

右心房—上腔静脉

右股静脉—下腔静脉—右心房—右心室—肺动脉

3. 心腔各部压力和血氧含量测定结果

部　位		压力/mmHg		血　氧　含　量			
		收缩压/舒张压	平均	容积	百分浓度	平均	相差
腔静脉	上						
	下						
右心房	上						
	中						
	下						
右心室	流入						
	中						
	流出						
肺动脉	主干						
	左分支						
	右分支						
酚妥拉明试验后							
左心房							
左心室							
股动脉							

4. 结果

血液最大含氧量：   mL%   有效肺循环血流量：   L/min

肺循环血流量：   L/min   体循环血流量：   L/min

左到右分流量：   L/min   右到左分流量：   L/min

全肺阻力：   Wood 阻力单位

注：以上数据为根据公式计算所得，可能与临床不尽相符，仅供参考。

5. 分析

（1）路径分析：

（2）压力分析：

（3）血氧分析：

（4）造影分析：

诊断：

图像（见报告单另附页）

书写报告医师：　　　　　　　　　　书写报告日期：
审核报告医师：　　　　　　　　　　审核报告日期：

_____医院

先天性心脏病介入治疗报告单

姓名	年龄	性别	DSA 号
科室	门诊号	住院号	床号
身高/cm	体重/kg	手术时间	
手术医师			

临床诊断：

实验室检查：　　　　Hb：　　　　g/L　　　　氧消耗量：　　　　mL/min
心导管检查：
1. 术前准备用药　　　　　　　穿刺部位：
2. 经过途径及到达部位

右心房—上腔静脉

右股静脉—下腔静脉—右心房—右心室—肺动脉

右股动脉—主动脉—左心室—右心室—右心房—下腔静脉—右股动脉

3. 心腔各部压力和血氧含量测定结果：

部　　位		压力/mmHg		血　氧　含　量			
		收缩压/舒张压	平均	容积	百分浓度	平均	相差
腔静脉	上						
	下						
右心房	上						
	中						
	下						
右心室	流入						
	中						
	流出						
肺动脉	主干						
	左分支						
	右分支						
酚妥拉明试验后							
左心房							
左心室							
股动脉							

4. 测定结果

血液最大含氧量：	mL％	有效肺循环血流量：	L/min
肺循环血流量：	L/min	体循环血流量：	L/min
左到右分流量：	L/min	右到左分流量：	L/min
全肺阻力：	Wood 阻力单位		

5. 分析

（1）路径分析：

（2）血氧分析：

（3）造影分析：

（4）手术过程：

（5）结论：

图像（见报告单另附页）

书写报告医师：　　　　　　　　　　　书写报告日期：

审核报告医师：　　　　　　　　　　　审核报告日期：

_____医院

血管造影诊断报告单

姓名		年龄		性别		DSA 号	
科室		门诊号		住院号		床号	

手术日期		检查医师	
术前诊断		术后诊断	
术前用药		术中用药	
穿刺部位		造影剂	
鞘管型号		导管型号	

临床诊断：

造影所见：

结论：

建议：

图像（见报告单背面）

书写报告医师：　　　　　　　　　　　　　　　　　书写报告日期：
审核报告医师：　　　　　　　　　　　　　　　　　审核报告日期：

_____医院

血管介入治疗术报告单

姓名	年龄	性别	DSA 号
科室	门诊号	住院号	床号

手术日期		检查医师
术前诊断		术中用药
穿刺部位		造影剂
鞘管型号		拟治疗血管
麻醉方法		

手术经过：

并发症及处理：

结论：

图像（见报告单背面）

书写报告医师：	书写报告日期：
审核报告医师：	审核报告日期：

§2.2.8　会诊记录

会诊记录（含会诊意见）是指患者在住院期间需要其他科室或其他医疗机构协助诊疗时，分别由申请医师和会诊医师书写的记录。

【内容及要求】

会诊记录应专页书写，包括申请会诊记录和会诊意见记录。申请会诊和会诊医师均应由主治医师（或总住院医师）及以上专业技术人员担任。按病情紧急程度，会诊分为急会诊和普通会诊，会诊医师应在医疗核心制度规定的时间内完成会诊，并在会诊结束后即刻完成会诊记录。

申请会诊记录应简要说明患者病情及诊疗情况、申请会诊的理由和目的、申请会诊的时间、申请会诊科室及医师签名等，申请单应由主治医师（或总住院医师）及以上人员负责签名。

会诊记录应包括应邀医师所在科室或医疗机构名称、患者简要病史、体征、病情、明确答复申请会诊者的要求和目的，以及会诊医师签名、会诊时间（具体到时、分）等。大会诊记录参照疑难病历讨论纪要模板。营养会诊记录可参考营养会诊记录格式。

申请会诊医师应在会诊完成后 24 小时内在病程记录中记录会诊意见执行情况。

【格式】

会诊记录

姓名_____   科室_____   床号_____   住院号_____

邀请_____科室/医疗机构会诊   邀请日期：   年 月 日 时 分
                                      简要病情、诊疗情况、会诊理由和
                                      目的

                                      申请会诊科室：
                                      医师签名：

会诊意见：   会诊时间：   年 月 日 时 分

会诊科室/医疗机构：   会诊医师签名：
                                      记录时间：   年 月 日 时 分

【格式】

营养会诊记录

患者基本情况：性别、年龄、主诉、临床诊断。
病史：（1）疾病应激情况。
　　　（2）营养相关症状、体征。
　　　（3）辅助检查、检验结果。
膳食调查结果：
人体测量结果：身高、体重、体重指数（BMI）、握力、小腿围等。
营养筛查结果：
营养评估结果（评估量表）：
营养诊断：
营养治疗方案：（1）目标能量和蛋白质供给。
　　　　　　　（2）营养干预方式。
　　　　　　　（3）营养疗效监测指标。

营养医师签名：×××

§2.2.9 药学巡诊记录

药学巡诊记录是指临床药师主动前往临床科室，协助医师解决临床中用药相关的问题，提出药物治疗意见或提供药学服务，形成有医疗效力的文书记录。

【内容及要求】

临床药师开展药学巡诊时，应综合研判患者、疾病、用药情况和检查结果，做好药学评估，协同制定合理化、个体化药物治疗方案，实施药物定量计算和药物重整，开展疗效观察和药物不良反应监测，提出药学建议，进行临床用药干预和患者用药教育。

药学巡诊记录单应专页书写，由参与药学巡诊的临床药师书写完成。药学巡诊建议供临床医师参考，执行情况由临床医师在病程记录或者医嘱中体现。

【格式】

药学巡诊记录单

姓名＿＿＿＿＿＿＿　　科室＿＿＿＿　　床号＿＿＿＿

年龄＿＿＿＿＿＿＿　　体重＿＿＿　　住院号＿＿＿＿

巡诊时间	药学评估	药学建议	药师签名

§2.2.10　麻醉相关记录

麻醉前访视记录

麻醉医师应在麻醉前访视患者，全面了解患者的全身情况、各项检查结果，以及手术方式、术前用药等，并做出麻醉风险评估和麻醉计划。麻醉前访视记录的内容应包括：

1. 患者基本信息；术前诊断、拟施手术、拟施麻醉。
2. 患者全身情况评估。
3. 麻醉计划。
4. 麻醉医师签名和记录日期。

【格式】

_____医院

麻醉前访视记录

住院号：

患者姓名：　　　　性别：　　　年龄：　　　科室：　　　病室：　　　床号：

术前诊断：

拟施手术：

拟施麻醉：

一、患者全身情况评估

病史：心血管病史（有　无），呼吸系统病史（有　无），过敏史（有　无），药物应用史（有　无），糖尿病史（有　无），麻醉手术史（有　无）等。

患者的基本情况：血压_____mmHg，心率_____次/min，呼吸_____次/min

器官功能情况：正常_____　　　异常：轻　中　重

其他情况：

麻醉分级及依据：

麻醉前评估分级为_____级，分级依据：

1. 患者全身情况评估分级为_____级。
2. 手术分级为_____级。
3. 患者年龄_____。

麻醉风险评估：麻醉前评估分级为____在有效监测和管理下，麻醉危险性_____。

二、麻醉计划

麻醉方法：全身麻醉、椎管内麻醉、神经阻滞麻醉、局部麻醉。

麻醉监测：无创血压监测、心电图、指脉搏氧饱和（SpO_2）、体温、尿量。

有创血压监测、中心静脉监测、血气分析。

麻醉有关的措施：气管内插管、动脉穿刺、中心静脉穿刺、蛛网膜下腔穿刺（腰穿）、控制性降压、低温。

其他：

麻醉医师签名：×××
年　月　日　时　分

麻醉记录

麻醉记录是指麻醉医师在麻醉实施中书写的麻醉经过以及处理措施的记录，以及麻醉过程中患者生命体征记录。

【内容及要求】

内容包括患者一般情况，麻醉前用药、术前诊断、术中诊断、麻醉方式、麻醉期间用药及处理、生命体征变化、手术起止时间、麻醉医师签名等。麻醉中记录必须达到以下要求：①真实、可靠、及时；②时间对应要准确；③呼吸和循环记录应5～10分钟记录1次，必要时应按病情需要缩短记录时间（如每2分钟记录1次）。

麻醉记录的内容如下：

1. 一般项目

（1）科室、病室、床号、住院号、手术日期。

（2）姓名、性别、年龄、身高、体重、血型。

（3）全身情况：按全身情况分4级或按ASA 5级分。

（4）麻醉分级：1～4级。

（5）专科诊断。

（6）合并症：指足以影响麻醉和手术安全的疾病。

（7）通气方式：手法或机械呼吸，包括控制呼吸"CR"、辅助呼吸"AR"、呼气终末加压呼吸"PEEP"等。

（8）手术方式：实施手术全名与内容。

（9）麻醉方法：记录麻醉全名与内容。

（10）术前禁食情况：实际禁食____小时、禁饮____小时、饱胃。

（11）手术体位：平卧、侧卧、俯卧、截石位，临时改变体位应随时标出。

2. 麻醉和手术经过

（1）麻醉全程呼吸、循环变化的监测记录：麻醉记录单的中部设有坐标，病情稳定时每5～10分钟记录1次，血压（$\times$）、脉率（•）、呼吸（O），用统一符号按时间先后的顺序在坐标上做记录，如病情有较大变化时，应根据需要随时测定并记录。

（2）其他监测记录：周围脉搏、血氧饱和度（SpO_2）、心电图为必需的常规监测或记录。

中心静脉压、体温、尿量、动脉血气分析、吸入气体氧浓度和二氧化碳浓度、呼吸潮气量、每分通气量、呼吸道阻力、肺动脉压以及失血量测定等检测则根据病情需要，可选择性监测并按监测时间顺序记录。

（3）麻醉用药：包括全身麻醉药、局部麻醉药、辅助麻醉药、肌肉松弛药等。记录药名、用量。正确记录分次用药的时间、剂量、浓度和用药途径，变换麻醉或麻醉方法的时间。

（4）输液、输血、治疗用药：应按种类、名称、剂量、使用时间写清楚。输血应查对血型、交叉配血、血液成分、取血时间及输血同意书。

（5）手术重要步骤：按时间顺序在手术麻醉步骤栏中扼要记录。

（6）失血量、尿量、胸腔积液、腹水、胃肠引流液等应按时记录并累计总量。

（7）填写清楚麻醉医师、手术医师、巡回护士全名。

（8）术毕麻醉结束后，全身麻醉患者送麻醉后监护室（PACU）观察，或在手术室待生命体征平稳，患者苏醒后送回病房。椎管内阻滞或神经阻滞麻醉患者术毕应再测阻滞平面，根据呼吸、血压、脉搏情况，如平稳，可送回病房。离开手术室前应记录生命体征。

3. 麻醉操作和总结

（1）麻醉用药总计：局部麻醉与全身麻醉分别记录。

（2）各种麻醉方法：神经阻滞、椎管内阻滞、气管内全身麻醉分别按不同要求，逐项填写清楚。

（3）术毕重症大手术患者送重症监护病房（ICU），全身麻醉患者送 PACU，患者的病情均应向 ICU 或 PACU 医师交接清楚。送患者回病室后应向值班医师和护士交代注意事项。

（4）麻醉后总结：麻醉过程和术中管理的总结性描述，对术中出现的并发症或意外的原因、处理的分析和总结，根据麻醉深度、镇痛、肌肉松弛、控制内脏牵拉反应以及呼吸、循环系统变化程度为依据，对麻醉效果做出评价。

4. 麻醉医师签名和记录日期。

【格式】

_____ 医院

麻醉记录 （一）　　　页码：第 1 页/共 2 页

住院号：

患者ID：　　　　姓名：　　　性别：　　年龄：　　身高：　　　cm　　体重：　　　kg　　血型：　　科室：　　　　　　　床号：

手术间：

手术类型：	术前禁食：	最后进食时间(距麻醉开始)：　小时前	ASA分级：	手术日期：
术前诊断：				麻醉分级：
拟施手术：		总出量：		
麻醉方式：		输血：		
过敏史：	术前用药：	输液：		

入手术间：　　　麻醉开始：　　　手术开始：　　　手术结束：　　　出手术室：　　　麻醉时长：　　小时

时间	00:00	00:30	01:00	01:30	02:00	02:30	03:00	03:30	04:00	04:30	

用药及输液情况 ／ 输液 ／ 输血

出量

	00:00	00:30	01:00	01:30	02:00	02:30	03:00	03:30	04:00	04:30	

左脑氧饱和度
右脑氧饱和度
氧饱和度
CO

℃	mmHg	Vt
46	260	SVV
44	240	MV
42	220	PEAK
40	200	PEEP
38	180	CVP
36	160	BIS
34	140	PSI
32	120	
30	100	
28	80	
26	60	
24	40	
22	20	
20	0	
		标记

备注

气管内插管：　　导管类型：　　ID/Fr：　　深度：　cm　　套囊：　　喉镜暴露等级：　　困难气道：

术后镇痛类型：　　配方：　　　持续量：　　　锁定：

手术医师：　　　麻醉医师：　　　预麻室操作人：　　　麻醉医师签名：

麻醉记录（一）　页码：第2页/共2页

住院号：
患者ID：　　　姓名：　　　性别：　　年龄：　　身高：　　cm　　体重：　　kg　　血型：　　科室：　　　　　　　床号：
手术间：

时间	00:00	00:30	01:00	01:30	02:00	02:30	03:00	03:30	04:00	04:30

输液

输血

出量

	00:00	00:30	01:00	01:30	02:00	02:30	03:00	03:30	04:00	04:30

左脑氧饱和度
右脑氧饱和度
氧饱和度
　　　CO

℃	mmHg	Vt
46	260	SVV
44	240	MV
42	220	PEAK
40	200	PEEP
38	180	CVP
36	160	BIS
34	140	PSI
32	120	
30	100	
28	80	
26	60	
24	40	
22	20	
20	0	
		标记

收缩压　　∨
平均压　　●
舒张压　　∧
脑氧饱和度　△
心率　　　∨
脉搏　　　●
ETCO₂
呼吸频率　○
体温　　　●
有创收缩压　∨
有创平均压　●
有创舒张压　∧
ARTSys　　∨
ARTMean　●
ARTDia　　∧
PAPSys
PAPMean
PAPDia

麻醉开始　✕
手术开始　◉
手术结束　⊗
麻醉结束　✕
气道建立　⊖
气道拆除　①
换管

备注

围术期特殊情况说明：

交班记录：
交班地点：
患者意识：
呼吸模式：　　呼吸音：
心率/脉搏：　　心率：
血压：
SpO₂：　％（吸空气　％　氧气：　　％）
交班麻醉医师：　　接班医师：

_____医院
麻醉记录（二）

姓名：　　　性别：　　　年龄：　　　科室：　　　病室：　　　床号：　　　住院号：

手术后诊断_____

实施的手术_____

实施的麻醉_____

麻醉实施情况：

椎管内穿刺：硬/腰　穿刺时体位：侧卧位　左/右　坐位；穿刺点_____

穿刺：顺利/不顺利；黄韧带感；气泡压缩阻力消失　负压　气泡外涌

插管：顺利　阻力　有/无；异感：有/无；导管回血：有/无；

试验剂量____mL；麻醉范围____；不良反应：有/无

效果：优　良　一般　差

神经阻滞：部位

穿刺：顺利/不顺利；异感：有/无

回抽：有血/无血；试验剂量____mL

不良反应：有/无；麻醉效果：优　良　一般　差

第____次成功

全身麻醉：诱导　快/慢；清醒插管　顺利/不顺利

声门暴露分级：

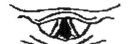 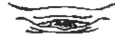 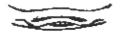 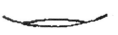

Ⅰ级（见大部声门）、　Ⅱ级（见小部声门）、　Ⅲ级（仅见会厌）、　Ⅳ级（会厌见不到）

插管　顺利/不顺利　第　次成功　气管导管 ID 号

麻醉小结：

麻醉医师签名：×××

年　　月　　日　　时　　分

麻醉后访视记录

【内容及要求】

麻醉后随访记录一般应于麻醉后 1 天内访视，如发现麻醉并发症，应继续随访，并将麻醉并发症及处理情况记录在麻醉访视单上。麻醉后访视记录单应当包括患者姓名、性别、年龄、科室、病室、床号、住院号，患者麻醉后离开手术室的情况及麻醉后访视情况。特殊情况应详细记录。

【格式】

_____医院

麻醉后访视记录单

姓名：　　　　性别：　　年龄：　　科室：　　病室：　　床号：　　住院号：

术后诊断：

实施的手术：

实施的麻醉：

一、患者麻醉后离开手术室的情况

基本情况：血压_____mmHg，心率____次/min，呼吸____次/min，氧饱和度____%

神经系统：意识　　　　　　；感觉　　　　　　　；运动功能

麻醉有关导管：　　　　　　　，拔除时间：

其他情况：

二、麻醉后访视情况

基本情况：血压_____mmHg，心率____次/min，呼吸____次/min

神经系统：意识　　　　　　；感觉　　　　　　　；运动功能

麻醉操作部位情况：

术后疼痛管理-疼痛评估

其他情况：

麻醉医师签名：×××

年　月　日　时　分

§2.2.11 围手术期相关记录

术前讨论结论记录

【内容及要求】

1. 术前讨论结论记录是指在患者手术实施前，医师对拟实施手术的手术指征、手术方式、术前准备、手术风险、注意事项等讨论后确定的结论性记录，需另立单页书写。

除以紧急抢救生命为目的的急诊手术外，所有住院患者二级及以上手术必须进行术前讨论并书写术前讨论结论记录。

2. 术前讨论结论记录内容包括主持人姓名及职称，术前小结（简要病情），术前诊断、手术指征、拟施手术名称和方式、拟施麻醉方式、术前准备尤其是特殊的术前准备内容、术中术后可能出现的风险、并发症和注意事项等，并记录术者术前查看患者的相关情况。书写时应注意以下几点。

（1）术前小结：应简要记录何时因何主诉入院、主要病史、重要阳性及阴性体征、有意义的辅助检查结果等。

（2）手术指征：要列出进行手术的理由，不能简单地把疾病名称作为手术指征。

（3）术前准备：主要记录特殊的术前准备情况。如某些专科的手术区局部准备要求；拟备血及备血品种、数量；拟使用抗菌药物及用药时机；拟使用的特殊器械、植入物等；签订手术、快速冰冻等知情同意书；重大手术、疑难手术、新开展的手术、请外院医师会诊的手术等是否符合医疗机构及相关管理要求等。

（4）注意事项：包括术中术后可能出现的风险、并发症及处理措施。

1）术中：依手术部位的不同而注意手术操作中可能出现的副损伤，如甲状腺次全切除手术中应注意喉上神经、喉返神经及甲状旁腺的保护，注意止血等。肿瘤外科除了要遵循一般外科手术原则外，尚需有严格的无瘤观念，避免肿瘤播散。

2）术后：可能出现的并发症的观察和处理办法。

3. 术前讨论结论由患者的住院医师记录，术者签名确认。

4. 医疗机构应根据本机构手术规模、手术医师业务能力明确术前讨论的组织模式，如手术组讨论、医师团队讨论、病区内讨论、全科讨论等。术者必须参加术前讨论。全科讨论应当由科主任或其授权的副主任主持，必要时邀请医疗管理部门和相关科室参加。患者手术涉及多学科或存在合并症可能影响手术安全的，应当邀请相关科室参与讨论，或事先完成相关科室的会诊。新开展手术、高龄患者手术、高风险手术、毁损性手术、非计划二次手术、可能存在或已存在医患争议或纠纷的手术、患者伴有重要脏器功能衰竭的手术等，应当纳入全科讨论范围。

5. 医疗机构应当建立四级手术术前多学科讨论制度，每例四级手术实施前，应当对手术的指征、方式、预期效果、风险和处置预案等组织多学科讨论，确定手术方案和围手术期管理方案。多学科讨论的结论记入术前讨论结论记录。

6. 术前讨论完成后，方可签署手术知情同意书、开具手术医嘱。

【格式】

_____医院

术前讨论结论记录

姓名：　　　年龄：　　　科室：　　　病室：　　　床号：　　　住院号：

年、月、日、时、分由××（职称）医师主持进行了术前讨论，参加人员包括××学科××（职称）医师、××学科××（职称）医师、××学科××（职称）医师……术前讨论小结如下：

术前小结（简要病情）、术前诊断、手术指征、拟施手术名称和方式、拟施麻醉方式、术前准备、术中术后可能出现的并发症、注意事项、手术者术前查看患者相关情况等。

术者签名/住院医师签名：×××

手术安全核查记录

【内容及要求】

手术安全检查记录是指由手术医师、麻醉医师和巡回护士三方，在麻醉实施前、手术实施前和患者离开手术室前，共同对患者身份、手术部位、手术方式、麻醉方式、麻醉及手术风险、手术使用物品清点等内容进行核对的记录，输血的患者还应对血型、用血情况进行核对，应由手术医师、麻醉医师和巡回护士三方核对、确认并签字。手术安全核查在麻醉实施前由麻醉医师组织，在手术实施前由手术医师组织，在手术结束后、离开手术室前由巡回护士组织。在离开手术室时，巡回护士负责检查、督促、完善检查记录单并归档（已采用CA电子签名者可实行电子归档）。

【格式】

_____医院

手术安全核查记录

姓名：　　　年龄：　　　科室：　　　病室：　　　床号：　　　住院号：

手术日期：　　　年　　　月　　　日

术前诊断：

拟实施手术：

拟实施麻醉：

手术组医师：

麻醉组医师：

手术组护士：

麻醉实施前	手术实施前	患者离开手术室前
患者姓名、性别、年龄正确： 是□否□	患者姓名、性别、年龄正确： 是□否□	患者姓名、性别、年龄正确： 是□否□

麻醉实施前 | 手术实施前 | 患者离开手术室前

麻醉实施前

患者姓名、性别、年龄正确：
是□否□

手术方式确认：是□否□

手术部位与标识正确：
是□否□

手术知情同意：是□否□

麻醉知情同意：是□否□

麻醉方式确认：是□否□

麻醉风险提示：是□否□

麻醉设备安全检查完成：
是□否□

皮肤是否完整：是□否□

术野皮肤准备正确：
是□否□

静脉通道建立完成：
是□否□

患者是否有过敏史：
是□否□

抗菌药物皮试结果：
有□无□

血型：有□无□

备血：有□无□

假体□/体内植入物□/
影像学资料：□

其他：

麻醉医师签名：

手术医师签名：

巡回护士签名：

已实施麻醉：

已实施手术：

术后诊断：

手术实施前

患者姓名、性别、年龄正确：
是□否□

手术前诊断确认：是□否□

手术方式确认：是□否□

手术部位与标识确认：
是□否□

手术风险提示：是□否□

手术要点确认：

手术前准备完善确认：□

手术重点和难点确认：□

其他：□

麻醉要点确认：

麻醉准确完善确认：□

麻醉重点和难点确认：□

其他：□

手术用物确认：

手术所需物件准备确认：□

物品无菌合格确认：□

仪器设备确认：□

手术用药准备确认：□

其他：□

是否需要相关影像资料：
是□否□

其他：

手术医师签名：

麻醉医师签名：

巡回护士签名：

患者离开手术室前

患者姓名、性别、年龄正确：
是□否□

实际手术方式确认：
是□否□

手术用药、输血的核查：
是□否□

手术用物清点正确：
是□否□

手术标本确认：是□否□

皮肤是否有其他损伤：
是□否□

留置导管：

中心静脉导管：有□无□

外周静脉导管：有□无□

动脉导管：有□无□

气管导管：有□无□

伤口引流管：有□无□

胃管：有□无□

导尿管：有□无□

其他：

患者去向：

复苏室□病房□ICU□

急诊观察室□离院□

其他：

巡回护士签名：

手术医师签名：

麻醉医师签名：

巡回护士签名：

年　月　日　时　分

特殊耗材条码粘贴处：

产房分娩安全核查记录

【内容及要求】

产房分娩安全核查是指通过制度化、流程化的核查方式，提醒医务人员关注每一例分娩产妇的高危因素，不遗漏关键的医疗和护理的措施，确保孕产妇及新生儿的分娩安全。各级各类医疗机构应当按照《产房分娩安全核查表》的时间段和内容对本机构所有经阴道试产的产妇逐项进行核查。核查内容参照《产房分娩安全核查表》进行，该表使用时间为确定临产至分娩后 2 小时，需按照产程进展动态评估，由医师及助产士确认并签名。《产房分娩安全核查表》应当作为医疗文书纳入病历进行管理。

【格式】

_____医院
产房分娩安全核查记录

姓名：_____　病案号：_____　年龄：_____　孕周：_____
临产时间：_____　单胎 □　多胎 □　□初产妇　□经产妇

确定临产	准备接产	分娩后 2 小时
一、病史信息 1. 急产史 □是　　　　　　　　□否 2. 产后出血史 □是　　　　　　　　□否 3. 子宫瘢痕 □是　　　　　　　　□否 4. 妊娠合并症及并发症 □是_____ _____ □否 5. 是否有其他特殊情况（主诉、病史、化验、胎儿）_____ _____ 6. 是否有特殊用药 □是　　　　　　　　□否 7. 是否有药物过敏史 □是　　　　　　　　□否 二、孕妇治疗 1. 是否已使用糖皮质激素促胎肺成熟	1. 产妇及胎儿异常征象 □是，呼叫帮助　　　□否 2. 是否需要儿科医师 □是，已联系　　　　□否 确认床旁已有必需用品并为分娩做好准备 一、对于产妇 1. 缩宫素 10 U 抽吸入注射器 □是　　　　　　　　□否 2. 开放静脉 □是　　　　　　　　□否 3. 是否需要同时备用其他宫缩剂 □是　　　　　　　　□否 二、对于新生儿，以下物品已检查功能状态 □复苏球囊面罩 □负压吸引器 辐射台功能状态良好 □是　　　　　　　　□否 新生儿采血气针	1. 产妇异常生命体征 □是，呼叫帮助　　　□否 2. 产妇是否有异常阴道出血（检查前需评估膀胱充盈程度） □是，呼叫帮助　　　□否 一、产妇是否需要 1. 是否需要抗菌药物 □是，给予抗菌药物　□否 2. 是否需要硫酸镁及降压治疗 □是，给予硫酸镁 □是，给予降压药物 □否 二、新生儿是否需要 1. 转儿科 □是　　　　　　　　□否 2. 在产科进行特殊的护理和监测 □是，已准备好 三、开始母乳喂养及母婴皮肤接触（如果产妇及新生儿状况良好） □是　　　　　　　　□否

确定临产	准备接产	分娩后 2 小时
□是　□否　□不需使用 2. 是否需要抗菌药物 □是　　　　　□否 3. 是否需要提前备血 □是　　　　　□否 4. 是否需要硫酸镁及降压治疗 □是，给予硫酸镁 □是，给予降压药物 □否 三、胎儿监护分类 　□Ⅰ类　　□Ⅱ类　　□ 　Ⅲ类 四、是否已告知孕妇及家属在分 　娩期间出现特殊征象时，及 　时寻求帮助 □是　　　　　□否	□是　　　　　　□否 新生儿脉氧饱和仪 □是　　　　　　□否 三、台下医护人员已到位 　□是　　　　　□否 四、分娩结束，清点物品无误 　□是　　　　　□否 分娩前纱布＿＿＿＿＿块 术中增加纱布＿＿＿＿＿块 分娩后纱布＿＿＿＿＿块 操作者/清点人双签字	四、助产士进行交接之外，有无特 　殊情况需要医师进行交接 □是　　　　　　□否
核查人及时间： 医师＿＿＿＿＿＿＿＿ 助产士＿＿＿＿＿＿＿	核查人及时间： 医师＿＿＿＿＿＿＿＿ 助产士＿＿＿＿＿＿＿	核查人及时间： 医师＿＿＿＿＿＿＿＿ 助产士＿＿＿＿＿＿＿

手术记录

手术记录由手术者书写，内容包括一般情况、术中发现，进行了何种手术、手术步骤、手术经过以及手术过程中患者全身及局部的情况等。记录要求尽可能详细（必要时附以图示），以便查询。

【内容及要求】

手术记录由手术医师（主刀）书写，特殊情况下可由第一助手书写，但必须由手术医师审查并签名。手术记录应在术后 24 小时内完成。多科联合手术时，由各手术医师（主刀）分别书写各自手术的手术记录。

一般情况包括患者姓名、性别、年龄、科室、病室、床号、住院号、术前诊断、拟行手术、已行手术、术后诊断、麻醉方式、手术组医师、麻醉师、洗手及巡回护士与姓名、手术日期。

手术步骤是手术记录的重点，应严格按照《临床技术操作规范》进行记录。手术经过、术中出现的情况及处理也应记录，包括但不限于以下内容：

1. 患者体位，手术部位消毒及铺巾方法。

2. 手术切口（部位、长度、方向）、暴露方法及解剖层次、止血方式。

3. 探查过程及发现，脏器有无变异，术中所见病灶的解剖部位、外观形态、大小与周围器官或组织的关系，腹（胸、盆、颅等）腔内积液（脓液、渗液、血液）量，切除病变组织或脏器的名称及范围，修补重建组织与脏器的名称及方式，吻合口大小及缝合方法，植入物或补片的名称、型号、规格、数量及厂家，吸出物或取出物的名称、性质和数量等，缝合方式、缝线种类及规格，引流材料的名称、数量及放置位置，术中是否发生意外情况（如无菌技术被破坏、器官及重要血管、神经的意外损伤及处理等），要予以特殊处理如气管切开、呼吸机使用、应用除颤器等均应扼要说明。术中使用了电生理监测的，如有异常，应当描述。监测图谱应当附在手术记录后。

4. 曾送何种标本检验、培养或病理检查（包括冷冻切片）。

5. 记录台上、台旁会诊意见。

6. 麻醉效果，术中输液量、出血量及输血量、特殊用药等。

7. 术中、术终时患者的情况。

8. 若使用大型医疗器械，须记录所使用的大型医疗器械的名称、关键性技术参数等信息以及使用时与质量安全密切相关的必要信息。

9. 如改变原手术计划、术中更改术式、需增加手术内容或扩大手术范围时，须阐明理由，并告知患方，重新签署意见后方可实施新的手术方案。

10. 手术方式及步骤必要时绘图说明。

【格式】

_____医院
手术记录

姓名：　　　性别：　　　年龄：　　　科室：　　　病室：　　　床号：　　　住院号：

术前诊断：

拟行手术：

已行手术：

术后诊断：

麻醉方式：

手术组医师：术者：　　　一助：　　　二助：　　　三助：　　　四助：

麻醉医师：

洗手及巡回护士：

手术日期：

手术步骤：

手术医师签名：×××

年　　月　　日　　时　　分

§2.2.12 出院相关记录

出院记录

出院记录是指住院医师对患者此次住院期间诊疗情况的总结，是患者复诊时的重要参考资料。

【内容及要求】

1. 出院记录应另立专页，由住院医师在患者出院时完成，特殊情况在出院后 24 小时内完成，主治医师或以上人员审签；一式两份，一份归入住院病历存档，另一份交患者保管。

2. 内容主要包括入院时间、出院时间、住院天数、入院诊断、入院情况、诊疗经过、出院情况、出院诊断、出院医嘱、医师签名等。

3. 出院前一天或当天应有主治医师或以上人员查房，记录患者是否达到出院标准、出院医嘱等。

4. 嘱咐患者出院后追踪出院时尚未回报的结果。

5. 患者出院后才回报的病检结果或者其他结果与出院时临床诊断不一致的，在病程记录中如实补充记录和说明，并补充或者修正诊断，最终的诊断与首页的出院诊断一致，应告知患者或家属，可不再修改出院记录。

6. 需要出院带药的，应当详细记录使用方法；需要复查监测药物损害的，应当详细记录需进行的检查、时限；有内置物需要取出的，应当详细记录取出的时间；需要复查的，应当详细记录复查的时间、频率。

【格式】

姓名： 　　科室： 　　　　病室： 　　床号： 　　　　住院号：

出院记录

入院时间：

出院时间：

住院天数：

入院诊断：（1）

　　　　　（2）

入院情况：包括主诉、病情、体格检查发现，主要辅助检查结果等。

诊疗经过：住院期间诊疗过程效果等，包括主要治疗用药名称、疗程、用量等，特殊检查治疗；凡接受手术治疗患者，应详细记载所做手术名称、方式、术后主要治疗及方式、病理切片结果等。

出院情况：记录疾病恢复程度，包括出院时的症状、体征、后遗症、辅助检查结果、未回报的检查检验项目。

出院诊断：（1）

（2）

出院医嘱：（1）出院带药的名称、数量、剂量、用法等。

（2）注意事项。

（3）建议复诊时间、项目。

医师签名：×××

24 小时内入出院记录

患者入院不足 24 小时出院的，可以书写 24 小时内入出院记录。

【内容及要求】

1. 患者入院不足 24 小时出院者，如病情危重、家属放弃治疗或其他理由放弃住院者，可书写 24 小时内入出院记录。

2. 内容包括患者姓名、性别、年龄、职业、婚姻、出生地、民族及住址等一般资料。

3. 入院时间和出院时间应写明年、月、日、时、分。

4. 入院方式。

5. 主诉应写明本次患者就诊时的主要症状和/或体征及其持续时间。

6. 现病史同"入院记录"。

7. 病史陈诉者签名。

8. 住院经过　内容包括入院情况、入院诊断、诊疗经过（包括经何种检查、主要结论是什么、用过何种药物及治疗手段，应写明药物名称剂量、给药途径及治疗效果）。

9. 出院情况　应说明患者病情状况。家属反映是否要求出院或放弃治疗等，并签字出院。

10. 出院诊断应写明主要诊断。

11. 出院医嘱及注意事项应具体。

【格式】

24 小时内入出院记录

姓名：　　　　　　职业：

性别：　　　　　　婚姻：

年龄：   出生地：

民族：   住址：

入院时间：   出院时间：

入院方式：

主诉：

现病史：

病史陈述者签名：

住院经过：

出院情况：

出院诊断：（1）

     （2）

出院医嘱：（1）

     （2）

医师签名：×　×　×

§2.2.13　死亡相关记录

死亡记录

死亡记录是指住院医师对死亡患者住院期间诊疗和抢救经过的记录。

【内容及要求】

死亡记录应另立专页。在患者死亡后 24 小时内完成。宣布患者临床死亡时间以最后心电图显示一直线作为判断，不能早于末次心电图的时间。死亡记录内容包括：入院时间、死亡时间、住院天数、入院诊断、病情摘要、抢救经过、最后诊断、死亡原因等。记录死亡时间应当具体到分钟。

【格式】

姓名： 科室： 病室： 床号： 住院号：

死亡记录

入院时间： 年　月　日　时　分

死亡时间： 年　月　日　时　分

住院天数：

入院诊断：（1）
　　　　　　（2）
病情摘要：患者一般资料、主诉、简要病史、住院期间诊疗措施、病情演变等。
抢救经过：
最后诊断：（1）
　　　　　　（2）
死亡原因：

医师签名：×××

　　　　　　　　　　　　　　年　　月　　日　　时　　分

死亡病例讨论纪要

死亡病例讨论按照国家《医疗质量安全核心制度要点》执行。

【内容及要求】

死亡病例讨论纪要另立专页，附在病程之后。参与人员详细发言内容以死亡病例讨论记录的形式记录在科室专项记录本中，由科室保管。

死亡病例讨论纪要内容包括讨论时间、讨论地点、主持人及参加人员职称姓名、病例报告人、病例摘要、讨论总结意见（包括最后诊断、死亡原因）等。死亡病例讨论纪要由住院医师书写，主持人应审查并签名。死亡病例讨论纪要在患者死亡1周内完成，存在纠纷的死亡病例在24小时内完成。尸检病例在尸检报告出具后1周内必须再次讨论，并将结果等相关资料补记于病历中。

【格式】

姓名：　　　　科室：　　　　病室：　　　　床号：　　　　住院号：

死亡病例讨论纪要

时间：　　年　月　日　时　分
地点：
主持人：（实际主持人及专业技术职称）
参加人员：（全名及专业技术职称）
病例报告人：
病例摘要：（患者姓名，性别，年龄，病情简介、住院及抢救经过）
讨论总结意见：
（1）最后诊断：
（2）死亡原因：

记录人：×××

主持人：×××

记录时间：

24 小时内入院死亡记录

患者入院不足 24 小时死亡的，可以书写 24 小时内入院死亡记录。应当由当班医师或住院医师在患者死亡后 24 小时内完成。

【内容及要求】

内容包括：患者姓名、性别、年龄、民族、职业、婚姻、出生地、住址、入院时间、死亡时间、入院方式、主诉、入院情况、入院诊断、诊疗经过（抢救经过）、死亡原因、死亡诊断、医师签名。

【格式】

24 小时内入院死亡记录

姓名：　　　　　　　　　　职业：

性别：　　　　　　　　　　婚姻：

年龄：　　　　　　　　　　出生地：

民族：　　　　　　　　　　住址：

入院时间：　　　　　　　　死亡时间：

入院方式：

主诉：

入院情况：

入院诊断：

诊疗经过（抢救经过）：

死亡原因：

死亡诊断：

医师签名：×××

已做病理解剖者，结果回报后将结果补记于病历中。

§2.2.14　住院医嘱

医嘱是指医师在医疗活动中下达的医学指令。医嘱单分为长期医嘱单和临时医嘱单，按照处方书写要求书写下达医嘱。

【内容及要求】

1. 医嘱（处方）分为长期医嘱和临时医嘱。长期医嘱即患者住院期间应每天按时执行的各项医嘱。临时医嘱一般只执行1次。原则上不下达"必要时（prn）""需要时（sos）"等备用医嘱。

2. 医嘱时间记录方式为"年-月-日 时：分"。用医嘱本开当天医嘱时应先用红笔在第一行写上日期。开医嘱的具体时间，根据惯例可按每天24小时制书写，如下午1时，应记13:00。日常医嘱应在上午上班后2小时内开完，特殊情况可随时开，开出医嘱的时间要书写准确。打印或电子病历中长期医嘱和临时医嘱必须按规定表格形式，由医师填写。

3. 书写药品和制剂要求药品名称应当使用规范的中文名称书写，没有中文名称的药品可以使用规范的英文名称书写；不得随意写简称、化学符号、中西合称、汉语拼音等，不得写药品的商品名。药名的简写应以国内正式出版的药物书籍上的简写为准。书写药品名称、剂量、规格、用法、用量要准确规范，药品用法可用规范的中文、英文、拉丁文或者缩写体书写，但不得使用"遵医嘱""自用"等含糊不清的字句。

4. 麻醉药品、精神药品和毒剧药处方的药名一律不得简写，药品名称、剂量、规格、用法必须写明，每张处方可开具药量必须按国家卫生健康委员会对特殊管理药品相关规定执行。开具麻醉药品、精神药品的医师必须取得特殊药品处方权，开具麻醉药品、精神药品时应在医嘱上签名；打印处方或电子病历中的麻醉药品和第一类精神药品处方除开具处方外，必须同时手工开具处方以备保存。

5. 注射抗生素或其他药物需做皮内试验者，医师应写明"皮试"两字，不能用"AST"代替，如系继续用药免皮试者，应写"免试"两字。

6. 注明有效期及次数的医嘱，日期不能过长，一般以3天为限，化疗可开1周。

7. 同一医师在同一日期、同一时间开写的多项医嘱，仅在第一项和最后一项医嘱的医师签字栏内签写医师姓名，在其他各项医嘱的医师签字栏内可用"〃"代替。同一日期、同一时间开写的多项医嘱，仅在第一项医嘱的日期和时间栏内写清具体日期和时间，在其他各项医嘱的日期和时间栏内可用"〃"代替。

8. 医嘱应依次列出，不留空行。手写医嘱时，医嘱本页若剩余几行不便使用，需在下一页开医嘱时，应在该处画一条斜线，以示作废。

患者出院或死亡时，应在临时或长期医嘱的最后一行下面用红色笔齐边框从左至右画一直线。

9. 开具医嘱时在医嘱内容栏内顶格书写，如一行写不完应在第二行的行首空一格书写，如第二行仍未写完，第三行第一个字应与第二行第一个字对齐书写，不能写入邻近格内。

10. 开具医嘱项目的排序应与临床实际使用的先后顺序一致。一组液体医嘱项目应逐项下达完毕后再下达其他医嘱项。同一组液体按顺序书写，液体医嘱项在"医嘱内容"栏内顶格书写，其他药物行首空一格；或用等标示标注在一起，护士只在最后一行医嘱项对应栏目上书写时间及签名。

11. 一次开出多项临时同用医嘱。其末尾用直线概括如下：

10％葡萄糖注射液　　1 000 mL

维生素 C 注射液　　　500 mg　　　静脉滴注，即刻，30 滴/min

氯化钾注射液　　　　10 mL

12. 一般情况下，医师不得下达口头医嘱。因抢救急危患者需要下达口头医嘱时，护士应当复诵一遍。抢救结束后，医师应当即刻据实补记医嘱，不得超过 6 小时，并在相应医嘱项中注明"补记"。

13. 医嘱开出后不能涂改，若要取消，应用红笔写上"取消"两字覆盖整个医嘱，再签上全名。

14. 医嘱内容及起始、停止时间应当由医师书写。医嘱由医师直接书写在医嘱单上或输入电脑，护士不得转抄转录。

15. 再次开具医嘱时，如有需停止的医嘱，应先停后下（先停止需停止的医嘱，再开具新的医嘱）。

16. 原则上患者住院期间不使用自带药品，若需使用，医师在开具医嘱时，应在该药品医嘱项中注明"自带"。

17. 医嘱单需用红色标记处，打印或者电子病历可用红色边框、黑体等特殊字体标记。

长期医嘱

【书写要求】

长期医嘱指自医师开写医嘱时起，可继续遵循至医嘱停止的医学指令。长期医嘱书写在长期医嘱单上。长期医嘱单内容包括患者姓名、科别、病案号、页码、起始日期和时间、长期医嘱内容、停止日期和时间、医师签名、护士处理医嘱时间、处理医嘱的护士签名。

1. 长期医嘱的内容及顺序

（1）专科护理常规及分级护理。

（2）重点护理（如病危、病重、绝对卧床、特殊体位等）。

（3）饮食。

（4）特别记录（如记出入量、定时测血压等）。

（5）治疗医嘱等。

2. 患者转科、进行手术、分娩时，转出科室、术前、分娩前医嘱一律停止。在医嘱的最后一行下面用红色笔齐边框从左至右画一横实线，表示以上医嘱截止，然后在红线以下重新开写转入、术后、产后医嘱。

3. 重整医嘱时，应先在原有医嘱的最后一行下面用红色笔齐边框从左至右画一横实线，然后在红线下面的日期、时间栏内书写重整医嘱的时间，医嘱内容栏内书写"重整医嘱"

四个字，将未停的医嘱按时间顺序依次排列。重整的医嘱由整理医嘱的医师、护士签名。

【内容及格式】

_____医院

长期医嘱单

姓名：　　　　　科室：　　　　　床号：　　　　　住院号：

起始时间		医嘱内容	医师签名	护士签名	停止		医师签名	护士签名	备注
日期	时间				日期	时间			

临时医嘱

【书写要求】

临时医嘱是指一般仅执行一次的医嘱，书写在临时医嘱单上。临时医嘱单内容包括医嘱时间、临时医嘱内容、医师签名、执行时间、护士签名等。

1. 临时医嘱的内容

（1）各种辅助（化验、超声、X线、CT、MRI、病理等）检查项目名称。

（2）特殊检查（治疗）、有创诊疗操作名称。

（3）拟施行手术、介入、内镜下诊疗名称、时间、麻醉方式、术前准备等。

（4）药物敏感试验：药物敏感试验应用蓝黑或碳素墨水笔书写药物名称和括号，在括号内用红色墨水笔标"＋"表示阳性，用蓝黑或碳素墨水笔标"－"表示阴性。需用原药配制皮试液进行药物敏感试验时，应在原药药品医嘱项中注明"配皮试液用"。

（5）临时应用的药物：出院带药时应在相应药品医嘱项中注明"带药"。

（6）会诊、抢救、转科、出院、死亡等医嘱。

2. 医嘱处理完毕后，由处理医嘱的护士填写处理（执行）时间/日期并签名。

【内容及格式】

_____医院
临时医嘱单

姓名：   科室：   床号：   住院号：

日期	时间	医嘱内容	医师签名	护士签名	执行时间	执行者签名	备注

§2.2.15　医疗知情同意

　　医疗知情同意书是医务人员在实施相关诊疗活动前，按照国家法律法规、规章规范等向患者及时、具体告知拟施诊疗活动（如手术、麻醉、输血治疗、特殊检查/特殊治疗等）的医疗风险、替代医疗方案等情况，并由患者或其近亲属签署明确意见的医疗文书。医疗知情同意包括医方医疗告知和患方知情选择两部分。告知的方式、内容及对象，因拟行诊疗方式和患者情况的不同而不同。

医疗知情同意概念

在临床医疗工作中，习惯将医疗告知与知情选择简称为知情同意。

一、医疗告知

医疗告知是指医疗机构及其医务人员在医疗活动中，依法、明确、及时告知患者的病情、医疗措施、医疗风险、替代医疗方案、医疗费用等有关信息的行为过程。

二、知情选择

知情是指患方在接受医疗服务时，有权获得、知悉患者的病情、诊疗方案、医疗风险、替代医疗方案、医疗费用等诊疗信息；选择是指患方在知悉上述诊疗信息后，做出是否授权医方进行有关诊疗措施的意思表达。患方的自主选择、同意是基于医方的告知，针对具体诊疗行为明确选择同意或不同意。

医疗告知和知情选择贯穿整个医疗服务过程中，是医疗服务的重要内容，是互相告知和双向选择，即在医疗活动中，患方应如实陈述病史，配合体格检查，遵从医嘱，配合医务人员开展诊疗活动；医方应据患方提供的病史资料，通过体格检查、辅助检查等综合分析，如实告知患者病情、诊疗措施、医疗风险等有关的诊疗信息，为患方做出选择提供依据。知情同意原则是临床处理医患关系的基本伦理原则之一，是医、患双方必须共同履行的法定责任和义务。《中华人民共和国民法典》《中华人民共和国基本医疗卫生与健康促进法》《中华人民共和国医师法》《医疗纠纷预防和处理条例》《病历书写基本规范》等相关法律法规、规章规范等对此均有明确规定。

医疗告知形式

根据法律规定，医疗告知的形式包括口头告知、公示告知、书面告知及其他明确告知等形式。

一、口头告知

医务人员在诊疗活动中，对病情、低风险医疗措施行为等不属于法定书面告知的医疗措施，可以采用向患者及其近亲属、代理人口头说明的方式。

二、公示告知

医院通过设立公开或特定区域的宣传专栏橱窗、电子大屏幕、公告栏、网站、公众号、电子触摸查询装置、查询电话，悬挂张贴、编印、发放各类资料等形式，向患方告知医院及医师信息、开展的诊疗技术范围、服务流程、医疗服务项目价格、医保政策、投诉纠纷处理途径、病历复印封存信息等。

三、书面告知

在医疗活动中，实施手术、麻醉、特殊检查/特殊治疗、药物/医疗器械临床试验和其他医学研究前，医务人员应当及时向患者具体说明医疗风险、替代医疗方案等情况，并取得其明确同意；不能（如患者处于昏迷等无法自主做出决定的状态）或者不宜（如实施保护性医疗措施时）向患者说明的，应当向患者的近亲属说明，并取得其明确同意。

因抢救生命垂危的患者等紧急情况，不能取得患者或者其近亲属意见的，可由医疗机构负责人或者授权的负责人签字。

四、其他明确告知方式

医疗机构及其医务人员履行知情同意义务不局限于上述方式。必要时，临床中也可采用录音、录像以及其他任何能够被证据固定和确认的告知方式。

医疗告知对象

一、患者本人

当患者本人为完全民事行为能力人且不存在因疾病或神志影响自主做出决定的状态时，知情告知的对象，首先应当是患者本人。

《中华人民共和国民法典》第十七条规定："十八周岁以上的自然人为成年人。不满十八周岁的自然人为未成年人。"第十八条规定："成年人为完全民事行为能力人，可以独立实施民事法律行为。十六周岁以上的未成年人，以自己的劳动收入为主要生活来源的，视为完全民事行为能力人。"

二、患者的监护人

患者的监护人有法定监护人和意定监护人两种。未成年人的监护人，应当按照最有利于被监护人的原则履行监护职责；成年人的监护人，应当按照最大限度地尊重被监护人的真实意愿的原则履行监护职责。

1. 法定监护人　根据《中华人民共和国民法典》等法律规定，临床中需要患者的监护人履行知情同意的一般包括以下情形：

（1）无民事行为能力人：①不满八周岁的未成年人；②不能辨认自己行为后果的成年人，如精神疾病患者及痴呆症患者等。

（2）限制民事行为能力人：①年满八周岁且精神正常的未成年人（十六周岁以上，以自己的劳动收入为主要生活来源的未成年人除外）；②不能完全辨认自己行为后果的成年人，如精神疾病患者及痴呆症患者等。

父母是未成年子女的法定监护人。未成年人的父母已经死亡或者没有监护能力的，由下列有监护能力的人按顺序担任法定监护人，履行医疗告知中的知情同意：①祖父母、外祖父母；②兄、姐；③其他愿意担任监护人的个人或者组织，但是须经未成年人住所地的居民委员会、村民委员会或者民政部门同意。

无民事行为能力或者限制民事行为能力的成年人，由下列有监护能力的人按顺序担任法定监护人，履行医疗告知中的知情同意：①配偶；②父母、子女；③其他近亲属；④其他愿意担任监护人的个人或者组织，但是须经被监护人住所地的居民委员会、村民委员会或者民政部门同意。

2. 意定监护人　根据《中华人民共和国民法典》第三十三条"具有完全民事行为能力的成年人，可以与其近亲属、其他愿意担任监护人的个人或者组织事先协商，以书面形式确定自己的监护人，在自己丧失或者部分丧失民事行为能力时，由该监护人履行监护职责"的规定，医务人员可以要求患者在意识清醒时确定其意定监护人。

（1）具有完全民事行为能力的成年患者，以签署书面协议书的方式确定医疗行为中的意定监护人。

（2）患者的意定监护人可以是近亲属，也可以是其他有意愿的个人及单位、组织。

（3）患者出现病情危重意识丧失等情况时，医务人员应向患者的意定监护人履行知情告知义务。

（4）当患者的意定监护人与法定监护人意见不一致时，意定监护人意见优先于法定监护人。

三、委托代理人

具有完全民事行为能力的患者在诊疗活动中，可以随时委托代理人代为行使其民事权利。委托代理人又称"受托人"，是指按照被代理人的委托行使代理权的人。无民事行为能力、限制民事行为能力人或者可能损害被代理人利益的人，不能作为委托代理人；单位、关系人或特定关系人等一般情况下不作为委托代理人。

委托代理授权采用书面形式的，授权委托书应当载明代理人的姓名、代理事项、权限和期限，并由患者和患者委托的代理人签名或者盖章。

1. 医学诊疗活动中的委托代理人应当具有完全民事权利行为能力，一般为患者的近亲属。

（1）委托代理人可以是一人单独代理，也可以在同一"授权委托书"中委托两人以上的数人代理。

（2）患者为未成年人、精神疾病患者等无民事行为能力或限制民事行为能力人时，其代理人为其法定监护人，不须签署"授权委托书"。

2. 签订"授权委托书"后，委托代理人可以代理患者签署医学知情同意书。"授权委托书"应存入病历。

3. 委托代理人可以在受托权限范围内行使代理权。委托代理人应当正当合理地行使代理权，不得损害被代理人合法权益。委托代理人应当亲自完成受托事项，不得擅自转委托。

4. 患者意见与委托代理人意见不一致时，以患者本人意见为准。具有完全民事行为能力的患者随时有权撤销委托。委托撤销后，医务人员应向患者本人进行告知，由患者签署知情同意书。

5. 委托代理人有权解除代理。解除代理后，委托代理人应及时通知患者本人、其他受托人和经治医务人员。

四、患者的近亲属和家庭成员

1. 在医疗活动中，部分患者由于疾病导致无法自主做出决定、无法行使知情选择权，如患者年满18周岁但处于昏迷、休克、麻醉等意识丧失状态时，若患者没有书面的意定监护人，其知情同意权由其近亲属，特别是近亲属中的家庭成员代为行使。

2. 因病情和实施保护性医疗措施等不宜向患者告知时，应当将有关情况告知患者近亲属，由患者近亲属，特别是近亲属中的家庭成员签署知情同意书，必要时可以将不宜情况记录在病历中。

患者的近亲属为：患者的配偶、父母、子女、兄弟姐妹、祖父母、外祖父母、孙子女、外孙子女。家庭成员为患者的配偶、父母、子女和其他共同生活的近亲属。

近亲属行使知情同意权时，必须是完全民事行为能力人。

五、医疗机构负责人或被授权的负责人

因抢救生命垂危的患者等紧急情况且不能取得患者意见时，下列情形可以经医疗机构负责人或者授权的负责人签字批准后立即实施相应医疗措施：

1. 患者近亲属不明的。
2. 不能及时联系到患者近亲属的。
3. 患者近亲属拒绝发表意见的。
4. 患者近亲属达不成一致意见的。
5. 法律法规规定的其他情形。

医疗告知内容

医务人员在诊疗活动中应当向患者说明病情和医疗措施。向患者告知所患疾病名称、诊断是否明确、病情程度、可能的进展及预后等有关患者罹患疾病的病情内容，拟行医疗措施的名称、方法、目的、医疗风险、医疗费用等。

书面和其他方式明确告知的内容包括：

一、患者病情、医疗措施、医疗风险、替代医疗方案等情况的告知

1. 医务人员在诊疗活动中应当向患者说明病情和医疗措施。需要实施手术、特殊检查/特殊治疗的，医务人员应当在实施前，及时向患者具体说明拟实施手术、特殊检查/特殊治疗的名称、医疗风险、替代医疗方案等情况。拟使用人体植入性耗材、超说明书用药、医保外自费药品时，也应进行相关情况的告知。

2. 为研制新药、医疗器械或者发展新的预防和治疗方法，需要进行临床试验的，应当依法经相关主管部门批准并经伦理委员会审查同意，向受试者或者受试者的监护人告知试验目的、用途和可能产生的风险等详细情况，并经其书面同意。

二、病理性废物处置方式的告知

手术及其他诊疗过程中产生的废弃的人体组织、器官及病理切片后废弃的人体组织、

病理蜡块等为医疗废物中的病理性废物。按照相关规定，禁止任何单位和个人转让、买卖。人体医疗废弃物未脱离人体前属于人体的一部分，脱离人体后也理应由患者所有，医方应按相应法律法规的要求告知处置的方式，患者享有在符合国家规定方式前提下的处置确定权。

1. 对于具有利用价值或者再生价值的，患者享有完全支配权。如非感染性胎盘。

2. 对于没有利用价值但也没有社会危害性的，应尊重患者及其近亲属的意见。

3. 对于携带病原微生物具有引发感染性疾病传播等对社会有危害性的，必须由医院依照法律、法规的规定实施消毒和无害化处置。如孕妇 HBsAg 阳性，胎盘可能造成传染病传播，医师应及时告知产妇，按照《中华人民共和国传染病防治法》《医疗废物管理条例》的有关规定进行消毒处理，并按照医疗废物进行处置。

三、死亡患者尸体解剖的告知

患者死亡，医患一方或双方当事人不能确定死因或者对死因有异议的，参与抢救的医务人员应在患者死亡后立即告知死者近亲属，尸体解剖应在患者死亡后 48 小时内或冻存条件下 7 天内进行，以明确患者的具体死亡原因。死者近亲属同意或不同意尸体解剖，均应签署尸体解剖告知书；拒绝签字的，视为死者近亲属不同意进行尸检；参与抢救的医师应在抢救记录中如实明确记录。拒绝或者拖延尸检，超过规定时间，影响对死因判定的，由拒绝或者拖延的一方承担责任。

四、知情"不同意"的处理

临床实践中，有时会出现因患者或其近亲属对医学缺乏了解、医疗信息认知不对称，以及其他客观因素导致患者或其近亲属对治疗的依从性不良，致使合理的医疗措施难以得到有效执行。根据相关法律及司法解释，如出现患者或者其近亲属不配合医务人员进行符合诊疗规范的诊疗等情况时，医务人员应在病历中及时、完整、准确记录，并要求患方签署拒绝检查/治疗告知书，书面告知患方不配合检查治疗可能带来的医疗风险等。若患方拒绝签署，应在书面的"拒绝检查/治疗告知书"上注明"告知书上的内容已具体告知患方××，但拒绝签字"，本院两名医务人员签名；或据实在病历中记录医患沟通的有关诊疗情况的重要内容，并注明"上述内容已告知患方××，但患方拒绝进行检查治疗，并拒绝签字"。

医疗告知要求

一、如实告知，具体告知

医务人员只有将患者病情、诊疗措施、医疗风险、替代医疗方案等有关的诊疗信息如实、具体告知，患方才能据此做出正确判断和理智决定。如果没有如实、具体地告知，就有可能导致患方做出非实际意愿的选择。

二、通俗告知，明确告知

通俗告知是指医方以患者能够理解的语言向患方告知，明确告知是医方应将告知的内容明确无误地告知说明。告知的目的是患方知情选择，如果告知的内容充满专业术语或含糊其词，致使患方无法正确理解，便达不到告知的目的，患方也不可能做到有效的知情同意。

三、及时告知，书面告知

医疗行业是治病救人的一个特殊行业，关系到患者生命权、健康权等最切身的利益，医方应当及时告知患者并使其有充分的时间做出决定。对国家法律法规、规章规范所规定的需取得患者书面明确同意方可进行的医疗活动，医方必须在患方签署明确"同意"的知情同意书后方可实施，不能以默示的形式来推定同意。对需要患方书面明确意见、患方放弃治疗、知情"不同意"等情形，医师应当采取录音录像方式或者短信、微信方式告知，并保存音像等电子证据。放弃治疗或者"不同意"诊疗的，应当至少向患方告知两次。

知情同意书保管

一、门（急）诊患者

对于门（急）诊患者在门诊诊疗活动中生成的知情同意书，可有以下两种保管方式：

1. 门（急）诊病历由医疗机构保管的，知情同意书归入门（急）诊病历。

2. 门（急）诊病历由患者保管的，知情同意书由实施诊疗的科室（如胃镜室、门诊手术室等）妥善保管，保存期至少3年。

二、住院患者

住院患者在住院期间生成的所有知情同意书，无论在病房、手术室、特检科室（如呼吸内镜室、医学影像科）等，均归入患者住院病历，由医疗机构保管。

部分医疗知情同意书格式模板

1. 住院患者权利义务告知书。

2. 手术知情同意书。

3. 特殊检查、特殊治疗知情同意书。

4. 住院患者外出劝告书。

5. 麻醉知情同意书。

6. 输血及血液制品治疗知情同意书。

7. 使用自费药品和医用耗材知情同意书。

8. 入住重症监护病房（ICU）知情同意书。

9. 病危（重）知情告知书。

10. 死亡通知书。

_____ 医院

住院患者权利义务告知书

姓名：　　　年龄：　　　科室：　　　病室：　　　床号：　　　住院号：

尊敬的病友及家属：

首先感谢您选择我们医院对您进行医疗服务！根据初步诊断，您需要住院治疗。为了让您和其他病友得到更好的治疗和照顾，我们向您说明接受诊疗时依据《中华人民共和国民法典》等法律、法规和医院管理规范享有的权利，及应当履行的义务。请您和家属仔细阅读以下内容：

一、您在住院期间享有以下权利

1. 接受符合诊疗规范的诊疗、护理的权利。

2. 人格受尊重权　您在医院接受诊疗过程中人格应受到尊重。

3. 知情权　您对病情、医疗措施、医疗风险、替代医疗方案、医疗费用等有知情权。医师在诊治时应向您或您授权的人告知有关病情、检查/验结果、诊疗计划、治疗预后等信息。

4. 同意权　您对拟采用的医疗措施有选择、拒绝和同意的权利。您及您的家属有权参与医疗决策，并做出最终决定。在不违背医疗原则、法律法规、伦理道德的前提下，医务人员充分尊重您及您家属的意见。根据法律规定，在您具有完全民事行为能力（即意识清晰、18周岁以上、能够正确表达、能够书写等）情况下，以您自己的决定为准。

5. 可依法复印、封存病历资料的权利。您有权要求医疗机构依照法律法规的要求向您复制或封存本人病历。

6. 隐私权　医院在您就医过程中获得的您的病情、个人信息等，均依法尽妥善保密的义务。未征得您及家属的同意，医院不得向他人公开法律法规不允许公开的信息。

7. 建议、投诉权　在诊疗过程中，患者及家属有权对诊疗中的疑问提出的咨询、意见和建议。对医疗服务质量、效果有异议的，有权投诉。对医护人员收受红包、礼品，可随时告知相关部门。

二、您在住院治疗期间的法律义务

1. 签署医疗文书的义务　需要患者签署的医疗文书，无论同意或者拒绝接受相关医疗干预，您均应当签署自己的意见并署名，否则医师将不能实施该医疗干预。在法律规定的特殊情况下，由您的近亲属签署意见。紧急情况下，医院不能取得患者或者其近亲属意见的，经医院负责人或者授权的负责人批准，可以立即实施相应的医疗措施。根据《中华人民共和国民法典》规定，您以非书面形式（如录音、视频、短信、微信、电子邮件等）表达的意见，与书面形式具有同等法律效力。

2. 配合诊疗的义务　在诊疗过程中，应当遵守医嘱，接受正常的诊疗。拒不配合诊疗，发生不良后果的，医院将不承担法律责任。

3. 提供真实信息的义务　您必须提供真实的个人信息，包括姓名、性别、年龄、身份证号码、地址、联系方式及报销类别、本次患病的基本情况、既往病史、诊治经过、药物过敏史及其他与您健康有关的情况。凡冒用他人姓名就医而发生的医疗费用及纠纷，以及因隐瞒病情而发生的延误诊治的后果由您自己承担。

4. 遵守医疗秩序的义务　住院期间不得擅自离院，离院期间发生的任何不良后果，医院依法将不承担责任。如对诊疗有不同意见，不得抢夺病历，不得伤害医护人员、损坏医院财产，不得扰乱医院工作秩序，否则将依法承担责任。

5. 缴纳医疗费的义务　患者依法应及时缴纳医疗费用，以保障诊疗活动的正常进行。因拖欠医疗费，导致诊疗无法进行，造成的不良后果，将由您自己承担。

三、住院期间您应当履行的配合义务

1. 为了全体患者和医护人员的利益，请您尊重医护人员的劳动权、人格权、人身权，维护医院环境及医院正常就医秩序。

2. 未经医院批准，谢绝任何人在病区内，包括但不限于病房、医师办公室、走廊等地方拍照或录像。

3. 请遵守病房管理制度和作息时间，住院期间请勿外出、外宿。亲友探访时间：每天××：××—××：××。

4. 您有不适或需要帮助时，请使用床头呼叫器呼叫医护人员，也可通过其他方式通知护士站，我们将及时为您提供医疗、护理服务。

5. 为保护患者隐私，以及避免感染风险，请勿访问其他患者房间；病房内需保持安静，请勿在病房内喧哗，来探望您的人员不得睡在病床上。

6. 如患者病情需要 24 小时不间断陪护的，陪护人应当签署相关知情同意书，不离开患者。

7. 请正确使用和爱护病房内的设施，严禁故意损坏，如有损坏，须照价赔偿。

8. 保证病房和患者安全是医院和您的共同目标和责任，病房内严禁使用明火；不允许使用电炉、电热杯、电暖器、酒精炉等器具；不得带入易燃、易爆物品；严禁高空掷物；禁止攀爬窗户和阳台；同时，乘电梯时请注意用梯安全，使用洗手间时谨防滑倒，使用热水时避免烫伤等。

9. 为了医护人员随时查看病情，您的病房门不得反锁、拴死。请妥善保管好您的贵重物品和现金，不要随便委托他人看管，以免丢失。

10. 为了诊疗安全，未获院方沟通同意时，请勿自行邀请和接受医院外的医师诊治，不要擅自使用外购的药品。

11. 在您接受了医师的建议时，需配合治疗（包括饮食、生活、康复指导）。根据《中华人民共和国民法典》的规定，拒绝或者不配合治疗所造成的后果，由您承担。

12. 请您知悉，要求医护人员为您提供虚假医学文书和票据的行为是违法的。

13. 如果您在本院被确诊为法定传染病，医院将依照法律规定对您采取相应的诊疗措施，或限制您的某些人身自由，您应该积极配合。

14. 请您不要泄露其他患者的病情和隐私，这种行为是违法的。

15. 请勿在病区争吵、闹事，如果您对医务人员提供的服务不满意，您可向有关医务人员或科室负责人反映，如仍不满意，可向医院接待投诉部门反映，根据有关管理规定妥善解决。

四、特别说明

限于目前医疗技术水平发展现状，即使医师尽了最大努力，还有很多医疗问题难以解决。因此，不论治疗结果如何，都请理解和配合医院处置。如有疑虑或异议，请按正常途径协商解决或通过相应法律程序解决，不得聚众滋事、围攻医务人员或妨碍医院的正常医疗秩序，否则，将承担相应后果及法律责任。

您对我们工作的理解和支持，就是对我们最好的鼓励。

我们的病室联系电话：×××××××××。投诉电话是：医疗投诉×××××××××，护理投诉×××××××××，医德医风及医疗费用投诉×××××××××。

谢谢您的信任、理解、支持与配合，祝您早日康复！

如果您已知晓以上告知内容，请您签名：

患者签名：_____　　　　监护人签名：_____

与患者本人关系：_____　　　联系人及电话：_____

告知人：_____

告知时间：____年____月____日____时____分

_____医院
手术知情同意书

姓名：　　　性别：　　　年龄：　　　科室：　　　病室：　　　床号：　　　住院号：

一、病情介绍

术前诊断、与手术指征相关的体征、病情严重程度、患者自身存在危险因素、可能存在的矛盾治疗（相对禁忌证）。

二、治疗目的及建议

1. 手术指征

2. 为了_____，根据目前的诊疗常规，我们建议您在_____麻醉下行_____手术。

三、参加手术人员

四、手术目的（根据具体手术情况书写）

五、可供选择的其他替代方案（目前的主要不同治疗方案及手术方式介绍）

六、手术风险，包括术中或术后可能出现的并发症等（根据各专科手术的情况不同书写）

1. 此手术可能发生的风险、并发症和意外

（1）

（2）

（3）

（4）其他可能出现的意外：

2. 手术麻醉存在的风险（详见《麻醉知情同意书》）。

3. 输注血液和血液制品的风险（详见《输血及血液制品治疗知情同意书》）。

4. 任何所用药物都可能有风险，可能产生不良反应，包括轻度恶心、皮疹等症状，直至严重的过敏性休克，甚至危及生命。

5. 对于患有高血压、心脏病、糖尿病、肝肾功能不全、静脉血栓等疾病，或者有吸烟、酗酒史的患者，以上这些风险可能会加大，或者在术中或术后出现相关的病情加重或心脑血管意外，甚至死亡。

6. 如患者术后不遵医嘱或不配合治疗，可能影响手术效果。

7. 其他难以预料的特殊风险或主要高危因素，危及患者生命等意外情况。

一旦发生上述风险和意外事件，医师会采取积极应对措施。

七、术后主要注意事项

八、不进行手术可能产生的后果

九、其他说明

1. 在手术操作中医师可以根据您的病情，在征得监护人或者您授权的近亲属同意后，对预定的手术方案做出调整。

2. 如果手术及有创操作过程涉及特殊专用设备及器械，制造商的代表有可能出现在手术及有创操作过程中。（根据各医院情况制定）

3. 由于医疗技术水平的局限性、疾病突发变化及个人体质的差异，不排除手术风险及医疗意外风险等因素，存在术前和术后不可预见的特殊情况，恳请理解。

4. 鉴于医学手术风险较高，发生意外事件不能完全避免，建议您术前购买手术意外保险，分担手术风险。（根据各医院具体情况制定）

十、请您签字确认以下条款

我已阅读并理解如下信息：我要进行的手术的目的、益处、风险、替代方案及替代方

案的益处和风险，放弃治疗的后果，我理解手术是创伤性治疗手段，除上述列举的风险外，尚可能发生不可预见的风险事件，不能确保救治完全成功，甚至可能出现死亡、残疾、组织器官损伤及功能障碍等严重不良后果。我已向医师进行了详细的咨询，并得到了全面的答复。

_____

（请患者/患者近亲属/监护人在横线上注明"我已认真倾听和阅读并完全理解医师对我解释的以上全部内容，特做以下声明："字样）

我_____（填写"同意"）接受_____方案并愿意承担上述手术风险，并授权医师：在术中或术后发生紧急情况下，为保障我的生命安全，医师有权按照医学常规予以紧急处置，更改并选择最适宜的手术方案和实施必要的抢救。

我理解在紧急情况下，医师认为有必要对预定的手术方式进行调整，可在征得监护人签字同意后进行。

我同意在手术及有创操作过程中，在遵守医院相关的制度下，进行拍照、录像等以便进行研究和学术交流。

我授权医师对诊治切除的病变器官、组织或标本进行处置，包括病理学检查、细胞学检查和医疗废物处理等。

我_____（填写"不同意"）接受医师建议的手术方案，并且愿意承担因拒绝施行手术导致的延误治疗病情加重、恶化甚至残疾、死亡等不良后果。

患者签名：_____　　　　　监护人签名：_____
与患者本人关系：_____　　　谈话地点：_____
_____年__月__日__时__分　　　_____年__月__日__时__分

十一、医生陈述

我已经告知患者将要进行的手术方式、此次手术及术后可能发生的并发症和风险、可能存在的其他治疗方法并且解答了患者关于此次手术的相关问题。

谈话医师签名：_____　　　_____年__月__日__时__分

附：术中需变更手术方式，请签署知情同意如下：

将手术方式变更为：_____
与患者或监护人告知谈话，相关风险详见手术知情同意书。
患者监护人签名：_____
变更手术知情同意手术医师签名：_____

　　　　　　　　　　　　　　　　　　　_____年__月__日__时__分

注：有创治疗、操作可参考这个模板。

特殊检查、特殊治疗知情同意书

姓名：　　　性别：　　年龄：　　科室：　　　病室：　　床号：　　住院号：

尊敬的患者：

您好！

特殊检查与特殊治疗是指较一般检查与治疗难度更高、侵害性更大，有一定危险性，可能产生不良后果且费用较高的检查与治疗。为了减少反复操作，减轻您的痛苦、减少您的费用，提高检查与治疗效率，在检查确诊后，根据您的病情，在条件许可的情况下，建议同时进行治疗，医师特向您详细说明以下事项，帮助您理解相关情况，便于您做出选择。

一、病情介绍

目前诊断、与检查、治疗指征相关的体征、病情严重程度、患者自身存在危险因素、可能存在的矛盾治疗（相对禁忌证）。

二、治疗目的及建议

1. 检查、治疗指征

2. 为了＿＿＿＿＿＿＿，根据目前的诊疗常规，我们建议您在＿＿＿麻醉下行＿＿＿＿＿＿＿＿检查（治疗）。

三、检查（治疗）目的［根据实施的检查（治疗）项目描述］

四、可供选择的其他替代方案（目前的主要不同治疗方案及手术方式介绍）

五、检查（治疗）的风险［包括检查（治疗）中或检查（治疗）后可能出现的并发症等］（根据检查治疗项目的情况不同书写）

1. 此检查（治疗）可能发生的风险、并发症和意外

（1）

（2）

（3）

（4）其他可能出现的意外：

2. 局部麻醉存在的风险

3. 任何所用药物都可能的风险产生不良反应，包括轻度恶心、皮疹等症状，直至严重的过敏性休克，甚至危及生命。

4. 对于患有高血压、心脏病、糖尿病、肝肾功能不全、静脉血栓等疾病，或有吸烟、酗酒史的患者，以上这些风险可能会加大，或者在检查（治疗）中或检查（治疗）后出现相关的病情加重或心脑血管意外，甚至死亡。

5. 如患者检查（治疗）后不遵医嘱或不配合治疗，可能影响治疗效果。

6. 其他难以预料的特殊风险或主要高危因素，危及患者生命等意外情况。

一旦发生上述风险和意外事件，医师会采取积极应对措施。

六、检查（治疗）后主要注意事项

七、不进行检查（治疗）可能产生的后果

八、其他说明

1. 在操作中医师可以根据您的病情，在征得监护人或者您授权的近亲属同意后，对预定的方案做出调整。

2. 如果检查（治疗）涉及特殊专用设备及器械，制造商的代表有可能出现在手术及有创操作过程中。（根据各医院情况制定）

3. 由于医疗技术水平的局限性、疾病突发变化及个人体质的差异，不排除存在不可预见的特殊情况，恳请理解。

九、请您签字确认以下条款

我已阅读并理解如下信息：我要进行的检查（治疗）的目的、益处、风险、替代方案及替代方案的益处和风险，放弃检查（治疗）的后果，我理解特殊检查、特殊治疗是创伤性或高度风险的诊疗手段，除上述列举的风险外，尚可能发生不可预见的风险事件，不能确保救治完全成功，甚至可能出现死亡、残疾、组织器官损伤及功能障碍等严重不良后果。我已向医师进行了详细的咨询，并得到了全面的答复。

_____

（请患者/患者近亲属/监护人在横线上注明"我已认真倾听和阅读并完全理解医师对我解释的以上全部内容，特做以下声明："字样）

我_____（填写"同意"）接受_____方案并愿意承担上述手术风险，并授权医师：在术中或术后发生紧急情况下，为保障我的生命安全，医师有权按照医学常规予以紧急处置，更改并选择最适宜的手术方案和实施必要的抢救。

我理解在紧急情况下，医师认为有必要对预定的方案进行调整，可在征得监护人签字同意后进行。

我同意在检查（治疗）过程中，在遵守医院相关的制度下，进行拍照、录像等以便进行研究和学术交流。

我授权医师对诊治切除的病变器官、组织或标本进行处置，包括病理学检查、细胞学检查和医疗废物处理等。

我_____（填写"不同意"）接受医师建议的检查（治疗）方案，并且愿意承担因拒绝检查（治疗）导致的延误治疗病情加重、恶化甚至残疾、死亡等不良后果。

患者签名：_____　　　　监护人签名：_____

与患者本人关系：____　　　　谈话地点：_____

___年___月___日___时___分　　___年___月___日___时___分

十、医师陈述

我已经告知患者将要进行的检查（治疗）方式、此次检查（治疗）中以及结束后可能发生的并发症和风险、可能存在的其他检查治疗方法，并且解答了患者关于此次检查（治疗）的相关问题。

谈话医师签名：_____

____年____月____日____时____分

附：检查（治疗）中需变更检查（治疗）方式，请签署知情同意如下：

将检查（治疗）方式变更为：_____

与患者或监护人告知谈话，相关风险详见特殊治疗、特殊检查知情同意书。

患者监护人意见：_____（拒绝或同意）签名_____

变更检查（治疗）知情同意谈话医师签名：_____

____年____月____日____时____分

_____医院
住院患者外出劝告书

姓名：　　性别：　　年龄：　　科室：　　病室：　　床号：　　住院号：

尊敬的患者、监护人、授权委托人：

您好！

为了患者能够早日恢复健康，患者住院期间按医院规定不允许离开医院外出。若患者坚持外出，可能会给疾病治疗、身体健康甚至生命带来诸多不利影响。现将可能风险告知如下：

1. 患者病情加重或者恶化的风险。

2. 患者因治疗无法延续，原有治疗已经取得的效果可能会丧失的风险。

3. 患者病情随时出现变化而不能得到及时诊治，甚至错过最佳诊治时机的风险。

4. 患者的检验检查发现危急值，因患者外出而不能紧急处理，导致病情恶化甚至严重后果的风险。

5. 患者外出期间发生医疗以外的其他无法预计意外的风险。

6. 患者住院期间外出违反医保管理相关办法，导致医保不能报销的风险。

7. 其他情况。

鉴于上述原因，请患者自觉遵守医院的规定，按医护人员劝告在住院期间安心治病，不要外出。

特别提示：根据《中华人民共和国民法典》等法律规定，您不听劝阻，在住院期间外出，为不配合诊疗的表现，相关后果由您承担。为规范医疗秩序，遵守医保管理规定，对于患者住院期间擅自外出、无法联系或者联系后超过1小时未归、未在患者强行要求外出时约定的回院时间回院等情形，医师将直接开具出院医嘱，终止医疗服务法律关系。

患者、监护人、授权委托人陈述：

医护人员已将住院期间患者外出可能发生的风险以及不良后果向我告知，我充分理解。患者的外出行为与医护人员的意见相违背，我明白住院期间外出可能出现上述风险及其他不可预知的风险，以及不良后果，如果我仍然坚持外出，自愿承担一切风险和不良后果。

患者签名：_____　　　　　监护人签名：_____

与患者本人关系：____　　　　　谈话地点：_____

____年____月____日____时____分　　　____年____月____日____时____分

医师或护士陈述：

我已经告知患者住院期间不能外出，并说明了强行外出可能发生的风险，并且解答了患者的相关问题。

谈话医师（护士）签名：_____

____年____月____日____时____分

_____医院
麻醉知情同意书

姓名：　　　性别：　　　年龄：　　　科室：　　　病室：　　　床号：　　　住院号：

一、病情介绍

术前诊断：

拟施手术：

二、拟施麻醉方案

麻醉方式：（根据病情和手术的需要可以多选，实施复合麻醉）

□全身麻醉　　　□气管内插管　　　□喉罩　　　□单纯静脉全身麻醉

□椎管内麻醉　　　□蛛网膜下腔阻滞　　　□硬膜外阻滞　　　□蛛网膜下腔阻滞＋硬膜外阻滞　　　□骶管阻滞

□神经阻滞　　　□臂丛　　　□颈丛　　　□外周神经阻滞

三、麻醉医师姓名

目前履行知情同意的麻醉医师为_____，但手术日因手术间变动或其他特殊原因，实际实施麻醉的麻醉医师可能是与您谈话的麻醉医师，也可能是具有执业资格的其他麻醉医师，姓名将在《麻醉记录》中体现。

四、可能出现的麻醉意外与并发症

因受医学科学技术条件限制，目前不论采用哪种麻醉方案尚难以完全避免麻醉意外和并发症，包括但不限于：

1. 与原发病或并存疾病相关　脑出血，脑梗死，脑水肿；严重心律失常，心肌缺血/梗死，心力衰竭；肺不张，肺水肿，肺栓塞，呼吸衰竭；肾功能障碍或衰竭等。

2. 与药物相关　过敏反应或过敏性休克，局部麻醉药全身毒性反应和神经毒性反应，严重时可致呼吸和循环抑制，循环骤停，器官功能损害或衰竭，精神异常，恶性高热等。

3. 与不同麻醉方法和操作相关　①全身麻醉：呕吐、反流、误吸（因此术前您应禁食6～8小时，禁饮2小时）、喉痉挛、支气管痉挛、急性上呼吸道梗阻、声带损伤、环杓关节脱位、牙齿损伤或脱落、气管内插管困难致困难通气需紧急气管切开、气管内插管失败致缺氧性心搏骤停甚至死亡。②椎管内麻醉：椎管内穿刺、置管可能损伤局部组织、脊神经或神经根、脊髓而引起出血、血肿而致永久性神经损伤甚至截瘫、药物迅速吸收可能引起呼吸和循环抑制、全脊髓麻醉甚至呼吸心跳骤停、穿刺部位或椎管内感染致脓肿形成、硬膜外导管滞留或断裂、麻醉不完善或失败而需辅助全身麻醉等。③神经阻滞：血肿、气胸、神经功能损害、喉返神经麻痹。④全脊髓麻醉：麻醉不完善或失败而需辅助全身麻醉等。

4. 与有创伤性监测相关　局部血肿、纵隔血/气肿、血/气胸、感染、心律失常、血栓形成或肺栓塞、心脏压塞、导管打结或断裂、胸导管损伤、神经损伤等。

5. 与输液、输血及血液制品相关　血源性传染病、热原反应、过敏反应、凝血病等。

6. 与外科手术相关　失血性休克、严重迷走神经反射引起的呼吸心跳骤停、压迫心脏或大血管引起严重循环抑制、颅脑手术因术式、出血或其他原因导致生命中枢功能受损等。

7. 与急诊手术相关　以上医疗意外和并发症均可发生于急诊手术患者，且发生率较择期手术明显升高。

8. 与术后镇痛相关　呼吸、循环抑制，恶心呕吐，镇痛不全，硬膜外导管脱出等。

9. 其他特殊风险。

以上各项并发症或意外均可能引起患者的器官功能障碍，严重时可致瘫痪、昏迷，甚至死亡。

五、可供选择的其他方案

根据诊疗规范，实施手术、有创治疗等均需要麻醉，以保证您的手术进行，因此，除前述已列明的麻醉方式外，无其他可替代的方案。但在术中血压监测、镇痛上，您可以选择：

1. 术中有创监测　可行无创测动脉压、麻醉医师凭经验估计血容量替代中心静脉压；但存在不能实时了解血压变化及血容量变化，可能导致抢救延迟，血容量不足或过量，影响患者手术和预后的风险。

2. 术后镇痛　疼痛出现时由外科医师临时给予镇痛药。但因个体差异，可能存在镇痛效果欠佳，影响休息和术后康复。您也可以选择不采取术后镇痛。

六、麻醉后康复过程中可能发生的问题

1. 全身麻醉　术后苏醒延迟、拔管困难或病情需要而需延长留管时间、拔管后呼吸抑制需重新气管内插管甚至紧急气管切开、严重时因缺氧而危及生命、因病情需要可能需送重症监护室继续治疗、咽痛、声嘶、恶心呕吐、反流、误吸、尿潴留、认知功能障碍等。

2. 椎管内麻醉、神经阻滞　麻醉后头晕、头痛、穿刺点疼痛、尿失禁或尿潴留。

七、术后患者去向

根据您术中和手术结束时的情况，可能在手术结束后送往：麻醉后苏醒室（PACU）、重症监护室（ICU）、直接回病房。

八、不实施麻醉的后果

不能进行手术和有创治疗等。

九、其他告知内容

1. 在围麻醉期间麻醉医师可以根据患者的病情征得您或监护人签字同意后，对预定的麻醉或有创操作做出调整，但如果发生紧急情况，麻醉医师无法或来不及征得您本人或监护人同意时，将按照医学常规予以紧急处理和全力救治，包括实施胸腔闭式引流、开胸止血、颈内静脉临时起搏器植入、开胸心内起搏、主动脉内球囊反搏、血液净化治疗、紧急气管切开等有创操作。

2. 如果围麻醉期涉及特殊专用设备及器械，制造商的代表有可能出现在操作过程中。您签字后即已经授权我院麻醉医师为您实施麻醉。（根据各医院情况制定）

十、请您签字确认以下条款

1. 我已阅读并理解以上所有条款，麻醉医师已回答我的问题，我同意接受_____麻醉方案，____血压监测；____镇痛，并愿意承担因此而带来的各种风险。

2. 我同意在麻醉及相关操作过程中，在遵守医院相关的制度下，进行拍照、录像等以便进行研究和学术交流。

3. 我授权医院麻醉科安排的具有执业资格的麻醉医师对我进行麻醉和有创操作。

患者签名：_____　　　　　　监护人签名：_____

与患者本人关系：_____　　　　　　谈话地点：_____

　　　　　　　　　　　　　　　　____年____月____日____时____分

十一、医师陈述

我已经告知患者将要施行的麻醉方式、此次麻醉及麻醉后可能发生的并发症和风险、根据手术治疗的需要更改为其他麻醉方法的可能性，并且解答了患者关于此次麻醉的相关问题。

麻醉师签名：_____　　　　　　____年____月____日____时____分

附　术中需变更麻醉方式，请签署知情同意如下：

将麻醉方式变更为_____

与患者或监护人告知谈话，相关风险详见《麻醉知情同意书》。

患者法定代理人签名：

变更麻醉知情同意麻醉医师签名：

　　　　　　　　　　　　　　　　____年____月____日____时____分

<u>　　　　　　　　　　　　</u>医院
输血及血液制品治疗知情同意书

姓名：　　　　性别：　　　年龄：　　　科室：　　　病室：　　　床号：　　　住院号：

一、患者基本情况

诊断：<u>　　　　　　　</u>

血型：<u>　　　　　　</u>　　输血史：<u>　　　　　　　</u>　　妊娠史：<u>　　　　　　　</u>

二、输血前检查

ALT<u>　　</u>U/L（阴性/阳性）　　　抗-HCV（阴性/阳性）　　　HIV（阴性/阳性）

HBsAg（阴性/阳性）　　　　　HBsAb（阴性/阳性）　　　HBeAg（阴性/阳性）

HBeAb（阴性/阳性）　　　　　HBcAb（阴性/阳性）　　　梅毒螺旋体（阴性/阳性）

三、拟实施的输血方案

□输异体血　　　　　□输自体血

□输异体十自体血　　□其他：<u>　　　　　　　</u>

□单次输血　　　　　□多次输血

四、输血指征

五、输血目的

六、治疗潜在风险和对策（根据各医院不同情况制定）

1. 过敏反应，严重时可引起休克。

2. 发热反应。

3. 感染血液传播的疾病　肝炎（乙型肝炎、丙型肝炎等）、艾滋病、梅毒、疟疾、巨细胞病毒或 EB 病毒感染。

4. 其他输血不良反应及潜在血源感染。

5. 除上述情况外，本医疗措施尚有可能发生的其他并发症或者需要提醒患者及家属特别注意的其他事项，如<u>　　　　　　　　　　　　　　　　　　　　</u>。

一旦发生上述风险和意外，医师会采取积极应对措施。

我院为患者提供的血液/血液制品虽经过采供血机构按国家标准进行严格检测，但受到当前科技水平的限制，现有的检验手段不能够完全解决病毒感染的窗口期和潜伏期问题（窗口期是指机体被病毒感染后，到足以被检测出抗体的这段时期。潜伏期是指病原体侵入身体到最初出现症状和体征的这段时期）。因此，输入经过检测正常的血液/血液制品，仍有可能发生经血/血液制品传播传染性疾病；同时也有可能发生不良反应。

如下输血/血液制品治疗可能发生的风险，有些不常见的风险可能没有在此列出，具体的治疗方案根据不同患者的情况有所不同，您可与您的医师讨论有关治疗的具体内容和特殊问题。

七、可能的替代方案

八、不同意输血和血液制品的风险

九、请您签字确认以下条款

1. 我理解任何所用药物都可能产生副作用，包括发热、皮疹等症状到严重的过敏性休克，甚至危及生命。

2. 我理解输血和血液制品可能发生的风险。

3. 我理解治疗后如果我不遵医嘱，可能影响治疗效果。

十、患者、监护人、授权委托人意见

有关输血/血液制品治疗的原因、必要性以及输血/血液制品治疗可能存在的风险性和不良反应，医护人员已经向我们详细告知，我们理解，受医学科学技术条件局限，在输血/血液制品过程中上述风险是难以完全避免的。

我_____（"同意"）实施必要的输血/血液制品治疗并自主自愿承担可能出现的风险。若在输血/血液制品治疗期间发生意外紧急情况，_____（"同意"或"不同意"）接受贵院的必要处置。

我_____（不同意）实施必要的输血/血液制品治疗延误治疗病情加重、恶化甚至残疾、死亡等不良后果。

患者签名：_____　监护人签名：_____　与患者本人关系：_____
谈话地点：_____　____年____月____日____时____分

十一、医师陈述

我已经告知患者、患者家属或患者的法定监护人、授权委托人有关输血/血液制品治疗的原因、必要性以及输血/血液制品治疗可能存在的风险性和不良反应，并解答了关于输血/血液制品治疗相关的问题。

医师签名：_____
____年____月____日____时____分

_____医院
使用自费药品和医用耗材知情同意书

姓名：　　　性别：　　　年龄：　　　科室：　　　病室：　　　床号：　　　住院号：

医保类别：省医保□　市医保□　工伤医保□　异地医保□　其他医保□　自费□

尊敬的患者、监护人、授权委托人：

根据诊疗规范，您的疾病治疗需要使用下列药品，根据有关规定，下列药品/材料不属于或者部分不属于公费医疗、大病统筹和社会基本医疗保险报销范围，此种药品/材料的费用须由患者个人承担。患者可以选择是否使用此种自费药品/材料。如果您不同意使用，可能对您的疾病治疗效果有影响，包括延长住院时间、疾病进展导致不良预后等。

序号	自费药品/医用耗材	患者、患者家属或患者的法定监护人、授权委托人意见：有关此种药品/材料需要患者个人承担费用的情况，医师已经向我们详细告知。（患者或其授权的亲属在此签名）		医师签名	日期
		我同意使用，并同意个人承担此种药品/材料的费用	我不同意使用，对所发生的一切后果我自行承担责任		
1					
2					
3					
4					

关于药品和耗材其他告知内容详见具体的使用说明书。如果是化学治疗、免疫治疗、靶向药物治疗、血液制品等特殊治疗，医师会向您具体说明必要性、风险和替代方案，并让您另外签署相应的知情同意书。

_____医院

入住重症监护病房（ICU）知情同意书

姓名：　　　性别：　　年龄：　　科室：　　病室：　　床号：　　住院号：

一、病情介绍

临床诊断_____

二、治疗目的及建议

目前患者病情危重，需进入重症监护病房（ICU）进行抢救或密切监护。医护人员将根据患者的病情需要进行多种抢救治疗，在抢救过程中可能需要进行一些有创或有潜在危险的诊疗项目，包括：气管内插管及机械通气治疗，纤维支气管镜检查及治疗，动脉穿刺置管及有创动脉压监测，持续镇静、镇痛治疗，胸外心脏按压和电除颤、体外膜肺氧合（ECMO）等。

ICU 是高投入的诊疗区，配有持续心电、血压、氧饱和监护仪，呼吸机，监控中心，透析仪器等贵重仪器及高级设施，并且配有护士专人看护，所需费用较高。专科医师和ICU 医师将根据患者病情制订最佳的治疗方案，合理选择药物及检查、检验项目。为保证对患者诊治工作的顺利进行，请及时缴纳有关费用。

三、有创操作的潜在风险和对策

如下有创操作可能发生一些风险，有些不常见的风险可能没有在此列出，具体的操作方式根据不同患者的情况略有所不同。凡进行以下有创操作前，须签署相关操作同意书。

1. **任何麻醉都存在风险**　任何所用药物都可能产生不良反应，包括轻度的恶心、皮疹等症状到严重的过敏性休克，甚至危及生命。

2. 有创操作可能发生的风险

（1）气管内插管及机械通气治疗可能引起的意外与并发症：①刺激迷走神经引起呼吸心搏骤停；②口腔局部损伤和牙齿脱落；③咽部感染、喉头水肿及声带损伤；④气管软骨脱位；⑤误吸、肺部感染和肺不张；⑥黏液栓、痰栓等引起急性呼吸道阻塞；⑦误入食管；⑧插管失败；⑨呼吸机诱发的肺损伤，相关性肺部感染；⑩呼吸机依赖；⑪循环功能障碍；⑫呼吸衰竭继续加重；⑬患者需要约束治疗；⑭皮下气肿、纵隔气肿；⑮气管食管瘘；⑯其他不可预见的意外。

（2）纤维支气管镜检查及治疗可能引起的意外与并发症：①麻醉意外；②喉头水肿、痉挛、窒息；③咯血；④肺部感染扩散；⑤支气管痉挛、呼吸骤停；⑥气胸；⑦加重缺氧；⑧严重心律失常、心搏骤停；⑨血压升高、脑血管意外；⑩气管插管意外脱出；⑪其他不可预见的意外。

（3）动脉穿刺置管及有创动脉压监测可能引起的意外与并发症：①麻醉意外；②出血、局部血肿；③感染；④血栓形成；⑤神经损伤；⑥动脉供血区缺血致局部坏死；⑦操作失败；⑧其他不可预见的意外。

（4）持续镇静镇痛治疗可能引起的意外与并发症：①呼吸循环抑制；②恶心呕吐；③镇痛不全；④苏醒延迟；⑤谵妄；⑥其他不可预见的意外。

（5）血液透析治疗可能引起的意外及并发症：①血流动力学不稳定；②凝血功能障碍，红细胞及血小板破坏；③出血，如脑出血、有创伤口出血、血肿等；④感染，包括局部穿刺部位感染及血行性感染；⑤气栓、血栓；⑥管路、滤器破损；⑦过敏；⑧低体温；⑨营养物质丢失；⑩失衡综合征（脑病）；⑪其他难以预见的意外。

（6）胸外心脏按压和电除颤可能引起的意外与并发症：①肋骨骨折；②气胸、血胸、软组织损伤；③电灼伤；④心肌损伤；⑤除颤无效。

（7）在有创操作中医师可以根据患者的病情对预定的有创操作方案做出调整，经监护人签字同意后实施。

（8）有创操作需要多位医务人员共同进行。

（9）有创操作无法达到100％成功。

（10）授权医师对有创操作中切除的病变器官、组织或标本进行处置，包括病理学检查、细胞学检查和医疗废物处理等。

（11）其他难以预料的特殊风险或主要高危因素，甚至危及患者生命等意外情况。

四、不同意入住 ICU 病房的风险

五、请您签字确认以下条款

1. 我已阅读并理解以上所有条款，医师已回答我的问题，我同意接受入住 ICU 病房接受抢救治疗，并愿意承担因此而带来的各种风险。

2. 我同意在抢救治疗过程中，在遵守医院相关的制度下，进行拍照、录像等以便进行研究和学术交流。

3. 我同意医师为抢救我的生命需要，在来不及向我的近亲属、授权委托人说明的情况下，采取紧急医疗措施。

患者签名：_____　　　　　　监护人签名：_____

与患者本人关系：_____　　　　谈话地点：_____

　　　　　　　　　　　　　　　____年____月____日____时____分

我已阅读并理解以上所有条款，医师已回答我的问题，我不同意接受入住 ICU 病房接受抢救治疗，并愿意承担因此而带来的各种风险，包括但不限于延误治疗病情加重、恶化、甚至残疾、死亡等不良后果。

患者签名：_____　　　　　　监护人签名：_____

与患者本人关系：_____　　　　谈话地点：_____

　　　　　　　　　　　　　　　____年____月____日____时____分

六、医师陈述

我已经将患者目前病情，进入 ICU 病房治疗的目的、意义、重要性以及将要进行的有创操作方式、有创操作及有创操作后可能发生的并发症和风险、可能存在的其他治疗方法告知患者、患者家属或患者的监护人、授权委托人，并且将患者不进入 ICU 病房治疗可能发生的风险及不良后果告知了患者、患者家属或患者的法定监护人、授权委托人，并且解答了患者、监护人、授权委托人关于 ICU、有创操作的相关问题。

　　　　　　　　　　　　　医师签名：_____

　　　　　　　　　　　　　上级医师签名：_____

　　　　　　　　　　　　　谈话地点：_____

　　　　　　　　　　　　　____年____月____日____时____分

_____医院

病危（重）知情告知书

姓名：　　　　性别：　　　　年龄：　　　科室：　　　病室：　　　床号：　　　住院号：

临床诊断_____

虽经医护人员积极救治，但目前患者病情危重，主要症状及体征和危急值：

患者病情有可能进一步恶化，随时会出现以下一种或多种危及患者生命的并发症：

1. 肺性脑病，肺呼吸衰竭，严重心律失常、心力衰竭、心肌梗死、高血压危象。

2. 上消化道出血导致出血性休克、脑出血、脑梗死、脑疝。

3. 感染/中毒性休克、过敏性休克、心源性休克。

4. 弥散性血管内凝血（DIC）。

5. 多器官功能衰竭。

6. 糖尿病酮症酸中毒、低血糖性昏迷、高渗性昏迷。

7. 其他。

上述情况一旦发生会严重威胁患者生命，医护人员将会全力抢救，其中包括气管切开、呼吸机辅助呼吸、电除颤、心脏按压、安装临时起搏器等措施。

根据我国法律规定，为抢救患者，医师可以在不征得您同意的情况下依据救治工作的需要对患者先采取抢救措施，并使用应急救治所必需的仪器设备和治疗手段，然后履行告知义务，请您予以理解并积极配合医院的抢救治疗。

如您还有其他问题和要求，请在接到本通知后主动找医师了解咨询。请您留下准确的联系方式，以便医护人员随时与您沟通。

此外，限于目前医学科学技术条件，尽管我院医护人员已经尽全力救治患者，仍存在因疾病原因患者不幸死亡、植物状态、重度残疾的可能。请患者家属予以理解。

患者家属或监护人、授权委托人意见：

关于患者目前的病情危重、可能出现的风险和后果以及医护人员对于患者病情危重时进行的救治措施，医护人员已经向我详细告知。我了解了患者病情危重，并（"同意"）医护人员进行（同意画"√"，可多选）：

□气管切开　　　　□呼吸机辅助呼吸　　　　□电除颤
□心脏按压　　　　□临时起搏器　　　　□其他有创救治措施

关于患者目前的病情危重、可能出现的风险和后果，以及医护人员对于患者病情危重时进行的救治措施及不采取救治措施的风险，医护人员已经向我详细告知。我了解了患者病情危重，我_____（"同意"或"不同意"）医护人员进行上述有创救治措施，我_____（"同意"或"不同意"）使用药物进行救治，对所发生的一切后果我们自行承担责任。

患者签名：_____　　　　监护人签名：_____
与患者本人关系：_____　　　　谈话地点：_____
　　　　　　　　　　　　　　____年____月____日____时____分

医师陈述：

我已经将患者目前的病情危重、可能出现的风险和后果以及医护人员对于患者病情危重时进行的救治措施，以及不采取救治措施的风险，向患者家属或监护人、授权委托人详细告知。

　　　　　　　　　　　　　　医师签名：_____
　　　　　　　　　　　　　　____年____月____日____时____分

_____医院
死亡通知书

姓名：　　　性别：　　　年龄：　　　科室：　　　病室：　　　床号：　　　住院号：

尊敬的患者家属：

您的亲属_____在我院_____科治疗，因抢救无效，于____年____月____日____时____分去世，死亡临床诊断为_____。对于患者的离世，我院深表遗憾，对您及其他亲属致以最诚挚的慰问，敬请节哀。根据相关法律规定，现将有关事项告知如下：

一、为促进医学科学事业的发展，我院建议您同意对死者在死亡后 48 小时内进行尸检。

二、患者死因不明确，医院建议你们可申请在 48 小时内进行尸体解剖以确定死亡诊断。

三、根据我国相关法律规定，如您对患者死亡原因有异议的，请您在患者死亡后 48 小时内申请进行尸检，具备尸体冷冻保存条件的，可以延长到 7 天。超过规定时间进行尸体解剖，会影响对死者死因的判定，希望您慎重考虑。

四、尸体解剖可以在以下具备资格的机构进行

1. 卫生行政部门批准设置具有独立病理解剖能力病理科的医疗机构。

2. 设立具备独立病理解剖能力的病理教研室或法医教研室的医学院校，或设有医学专业的并具备独立病理解剖能力的病理教研室或法医教研室的高等普通学校。

3. 经过国家司法行政部门批准的司法鉴定机构。

五、如您对患者死亡原因有异议但拒绝进行尸解，导致患者死亡原因无法判定，根据《中华人民共和国民法典》《医疗纠纷预防与处理条例》等相关法律的规定，将导致您后续维权失败、诉讼败诉的可能。

六、根据《医疗纠纷预防和处理条例》第 27 条的规定，患者在医疗机构内死亡的，尸体应当立即移送太平间，尸体存放时间一般不到超过 14 天，请你们在规定时间内安置，逾期不安置，政府卫生主管部门和公安机关将会按相关法律规定处理，产生的费用需要由你们支付。

七、接到通知后请到出院处结账办理相关手续，并请携带有效身份证件或授权委托书领取死亡证明书。

八、在死者生前未对遗体的处理做出明确处理意见的情况下，提示您有对死者的遗体及器官捐献的处理权利；如您申请捐献死者遗体及器官，您可选择红十字会办理相关事宜。

告知人签名：＿＿＿＿＿＿＿

地点：＿＿＿＿＿＿＿　　　　＿＿＿年＿＿月＿＿日＿＿时＿＿分

医护人员已向我送达死亡通知书，我已＿＿＿＿＿＿（患者近亲属手写"收到"）并完全理解了通知书的内容。我对上述尸体解剖内容已了解，我方＿＿＿＿＿＿（手写：同意/不同意）对死者进行尸体解剖。

患者家属签名：＿＿＿＿＿＿与患者关系：＿＿＿身份证号码：＿＿＿＿＿＿＿＿＿＿

地点：＿＿＿＿＿＿＿　　　　＿＿＿年＿＿月＿＿日＿＿时＿＿分

如果您同意对亡者进行遗体解剖，解剖机构可能会要您签署一份解剖的知情同意书，向您说明有关事项。

病历中其他记录模板

根据实际工作情况，病历中还可以有以下记录：入院医患谈话记录、授权委托书。

_____医院
入院医患谈话记录

姓名：　　　性别：　　年龄：　　科室：　　　病室：　　床号：　　住院号：

欢迎您来本院住院。为了使您早日康复，需要您配合我们的诊疗工作。现将有关情况向您告知：

一、病室及医务人员介绍

您所住病区的主任是_____，主管医师是_____，护士长是_____，负责护士是_____，病室联系电话_____。

二、您入院时的初步诊断（或可疑诊断）

三、常态下您需做哪些特殊检查

四、常态下拟对您选择的治疗方案

在对您实施诊疗的过程中，可能出现未能预料的情况变化，我院将适时调整诊治方案。

患者签名：_____

法定代理人签名：_____　　　　医师签名：_____

与患者本人关系：_____　　　　谈话地点：_____

___年___月___日___时___分　　　　___年___月___日___时___分

_____医院
授权委托书

姓名：　　　性别：　　年龄：　　科室：　　　病室：　　床号：　　住院号：

委托人（患者本人）_____　有效证件号码：_____

住址：_____

受托人：_____性别：____年龄：____有效证件号码：_____

联系电话：_____

住址：_____

与患者关系：□配偶　□子女　□父母　□其他近亲属　□其他

本人于___年___月___日因病住院。本人在住院期间，有关病情的告知以及在诊断治疗过程中需要签署的一切知情同意书，托由_____作为我的代理人，代为行使住院期知情同意权利，并履行相应的签字手续，全权代表本人签字，被委托人的签字视同本人的签字。

受委托人签署同意书后所产生的后果，由患者本人承担。

患者签名（或手印）：_____　　　___年___月___日___时___分

受托人签名（或手印）：_____　　___年___月___日___时___分

医师签名：_____

谈话地点：_____　　　____年___月___日___时___分

§2.2.16　病历资料排列顺序

住院病历

1. 三测单。

2. 长期医嘱单。

3. 临时医嘱单。

4. 入院记录或再入院记录。

5. 病程记录含转科及接收记录、术后病志（按日期先后顺序）。

6. 手术患者相关记录　按以下顺序排列：

（1）术前讨论结论记录。

（2）手术知情同意书。

（3）输血及血液制品治疗知情同意书。

（4）麻醉前访视记录。

（5）麻醉知情同意书。

（6）麻醉记录。

（7）麻醉后访视记录。

（8）手术清点记录单。

（9）手术安全核查记录。

（10）手术记录。

7. 产科：产时、产后记录。

8. 疑难病例讨论纪要。

9. 会诊单。

10. 三大常规报告单。

11. 血液生化报告粘贴单（按先后顺序排列）。

12. 各种特殊检查及报告单（X线、B超、CT、ECG、内镜等）。

13. 各种告知书、申请书、同意书等。

14. 快速血糖测定记录、氧饱和度测定、一次性用物记录表等。

15. 护理记录。

16. 住院病案首页。

17. 住院证及门诊病历。

出院病历

1. 住院病案首页。

2. 出院或死亡记录。

3. 死亡病例讨论纪要。

4. 入院记录或再入院记录。

5. 病程记录　含转科及接收记录、术后病志（按日期先后顺序）。

6. 手术患者相关记录　按以下顺序排列：

（1）术前讨论结论记录。

（2）手术知情同意书。

（3）输血及血液制品治疗知情同意书。

（4）麻醉前访视记录。

（5）麻醉知情同意书。

（6）麻醉记录。

（7）麻醉后访视记录。

（8）手术清点记录单。

（9）手术安全核查记录。

（10）手术记录。

7. 产科：产时、产后记录。

8. 疑难病例讨论纪要。

9. 会诊单。

10. 三大常规报告单。

11. 血液生化报告粘贴单（按先后顺序排列）。

12. 各种特殊检查、特殊治疗报告单（X线、B超、CT、ECG、内镜等）。

13. 各种告知书、申请书、同意书等。

14. 快速血糖测定记录、氧饱和度测定、一次性用物记录表等。

15. 护理记录。

16. 长期医嘱单。

17. 临时医嘱单。

18. 三测单。

19. 死亡患者门（急）诊病历。

20. 居民死亡医学证明（推断）书。

§3

日间病历书写规范

§3.1 日间手术病历书写规范

【基本概念及要求】

1. 日间手术是指医疗机构在保障医疗质量安全前提下，在日间手术室或住院部手术室内、麻醉状态下，为手术（含介入治疗及内镜下治疗性操作）患者提供 24 小时内完成住院全流程诊疗服务的医疗服务模式。

2. 日间手术病历是患者接受日间手术服务的医疗记录。原则上应依据原卫生部 2010 年《病历书写基本规范》以及国家卫生健康委员会办公厅印发《医疗机构日间医疗质量管理暂行规定》（国卫办医政发〔2022〕16 号）要求书写，可以使用专科表格化病历。

【书写内容及要求】

1. 日间手术病历包括住院病案首页、日间手术入出院记录、日间手术入院评估单、手术及术后首次病程记录、术前讨论结论记录、日间手术麻醉门诊风险评估报告单、麻醉记录（包括麻醉即刻评估单、麻醉记录、麻醉后访视记录）、手术安全核查表、日间手术出院评估单、日间手术入院告知书、手术同意书、麻醉同意书、各类辅助检验、检查报告单、医嘱单、日间手术病房护理记录单、手术护理记录以及入院前完成的与本次诊疗相关的医疗文书资料等。

2. 日间手术患者出院评估未达到离院标准或发生非预期病情变化、意外死亡等情况，应按以下要求书写病历。

（1）患者转科或转入常规住院流程后，应按照常规住院病历书写转出记录、转入记录、病程记录等。转出记录或首个病程记录内容应包括本病例诊疗经过、转为常规住院的原因、目前情况、诊疗计划等。

（2）患者发生死亡的，应详细记录抢救经过、死亡时间、死亡原因、死亡诊断等，并按规定书写死亡记录和死亡病例讨论记录。

3. 日间手术病历可不填写体温单，但应根据外科手术护理常规测量患者生命体征并记录在护理记录单上。

4. 日间手术病历书写主要内容及要求 见表 3-1。

表 3-1 日间手术病历书写主要内容及要求

序号	病历内容	书写时限	内容与格式要求
1	住院病案首页	参照常规住院病历	参照常规住院病历，须有日间手术标记
2	日间手术入出院记录	出院前完成	见§3.1.1
3	日间手术入院评估单	术前	见§3.1.2
4	手术及术后首次病程记录	手术当日完成	见§3.1.3

序号	病历内容	书写时限	内容与格式要求
5	术前讨论结论记录	术前完成	四级手术实施前，应组织多学科讨论，内容与格式同常规住院病历。 术前讨论结论可以以病程记录形式体现。 术前讨论完成后方可开具手术医嘱，签署手术知情同意书。
6	日间手术麻醉门诊风险评估报告单	入院前完成	见§3.1.4
7	麻醉记录（包括麻醉即刻评估单、麻醉记录、麻醉后访视记录）	参照常规住院病历	参照常规住院病历
8	手术安全核查记录	核查时完成	参照常规住院病历
9	日间手术出院评估单	出院前完成	见§3.1.5
10	日间手术入院告知书	参照常规住院病历	见§3.1.6
11	手术同意书	术前完成	参照常规住院病历
12	麻醉同意书	麻醉前完成	参照常规住院病历
13	各类辅助检验、检查报告单	参照常规住院病历	参照常规住院病历
14	医嘱单	参照常规住院病历	参照常规住院病历
15	日间手术病房护理记录单	参照常规住院病历	见§3.1.7
16	手术护理记录	参照常规住院病历	参照常规住院病历

§3.1.1　日间手术入出院记录

日间手术入出院记录应在患者离院前完成。

【格式】

日间手术入出院记录

姓名：　　　年龄：　　　科室：　　　病室：　　　床号：　　　住院号：

_____

姓名：　　　　　　　　性别：　　　　　　　　年龄：

婚姻：　　　　　　　　民族：　　　　　　　　职业：

籍贯：　　　　　　　　住址：　　　　　　　　电话：

联系人： 关系： 电话：

入院时间： 出院时间：

主诉：

入院情况：

入院诊断：

诊疗经过：

患者 PADS 评分： ≥9 分 ＜9 分

是否存在需要延长住院时间的情况：否

是，具体原因：

出院情况：

出院诊断：

出院医嘱：

注意事项：

    饮食及营养指导：

    生活方式指导：

    出院用药指导：

    随访计划：

    其他：

如患者或家属已清楚知晓以上情况，请在指定处签字。

患者或家属代表_____（签字），与患者关系_____，签字时间____年__月__日__时

医师签名：

记录日期：____年____月____日

§3.1.2 日间手术入院评估单

日间手术入院评估单可采用表单式设计，包括既往史、个人史、体格检查、辅助检查、手术医师及麻醉医师术前评估结果、术前准备及注意事项告知内容、术前讨论结论、诊疗计划等，突出对门诊评估的确认、患者术前的病情评估及本次日间手术的诊疗计划。

【格式】

日间手术入院评估单

姓名： 年龄： 科室： 病室： 床号： 住院号：

入院诊断：

既往史：平素健康状况（□良好　□一般　□差）

　　　　疾病史□无　　□有（描述）_____

　　　　传染病史□无　　　□有（描述）_____

　　　　食物、药物过敏史□无　　　□有（描述）_____

　　　　手术外伤史□无　　　□有（描述）_____

　　　　输血史□无　　　□有（描述）_____

　　　　其他_____

个人史：吸烟□无　□偶尔　□有____年，平均____支/d　□已戒____年

　　　　饮酒□无　□偶尔　□有____年，平均____mL/d　□已戒____年

　　　　冶游史□无　□有（描述）_____

　　　　其他□无　□有（描述）_____

家族史：□无特殊　□有特殊（描述）_____

婚育史：□无特殊　□有特殊（描述）_____

（女性）月经史：□无特殊　□有特殊（描述）_____

目前服用的药物：□无　□有

药物名称：_____用法：____用量：____本次住院是否继续使用：□否　　□是

病史属实。病史陈述者确认并签字：_____

体格检查：T____℃　P____次/min　R_____次/min　BP___/___mmHg

　　　　头颅颈部：□无异常　□异常（描述）_____

　　　　心肺：　　□无异常　□异常（描述）_____

　　　　腹部：　　□无异常　□异常（描述）_____

　　　　专科情况：

辅助检查结果：

血常规　□正常　　□异常，非手术禁忌　　□异常，手术禁忌

凝血功能□正常　　□异常，非手术禁忌　　□异常，手术禁忌

心电图　□正常　　□异常，非手术禁忌　　□异常，手术禁忌

X线/CT□正常　　□异常，非手术禁忌　　□异常，手术禁忌

其他检查_____

麻醉风险评估结果：□不需麻醉评估　□适合日间手术　□不适合日间手术

诊疗计划：经手术医师评估及术前讨论，拟于____年____月____日完善术前准备后在____麻醉下行_____手术。

医师签名：

记录日期：＿＿年＿＿月＿＿日＿＿时

§3.1.3 日间手术及术后首次病程记录

手术记录和术后首次病程可合并书写，主要记录手术一般情况、手术经过、术中发现及处理、术后诊疗计划及注意事项等。

【格式】

手术及术后首次病程记录

姓名：　　　　年龄：　　　科室：　　　病室：　　　床号：　　　住院号：

手术开始时间：　　　　　　　　　　手术结束时间：

手术名称：

术前诊断：

术后诊断：

麻醉方法：　　　　　　　　　　麻醉医师：

麻醉开始时间：　　　　　　　　　麻醉结束时间：

手术者：　　　　　　　Ⅰ助：　　　　　　　　Ⅱ助：

手术切除标本：术中送检　　□无　　　　　　□有，冰冻切片结果：

　　　　　　　术后送检　　□无　　　　　　□有

术中并发症：□无　　□有　　术中失血量：约　　　mL　术中输血量：约　　mL

手术经过：

术后诊疗计划：

术后注意事项：

医师签名：　　　　　　　　　记录日期：＿＿年＿＿月＿＿日＿＿时＿＿分

§3.1.4 日间手术麻醉门诊风险评估报告单

通过麻醉门诊术前分析与评估，可以评估患者是否有手术、麻醉禁忌证，排除部分不适合手术的患者。日间手术麻醉门诊风险评估报告单应保存在住院病历资料中。

【格式】

日间手术麻醉门诊风险评估报告单

姓名： 　性别： 　年龄： 　就诊日期： 　　科室： 　门诊号：

术前诊断：

拟施手术：

身高： cm 体重： kg BMI： kg/m² BP： mmHg P： 次/min R： 次/min

评估内容	
内容	**病史**
循环系统	□高血压 □冠心病 □心律失常 □心力衰竭 □其他_____
呼吸系统	□COPD □肺不张 □哮喘 □结核 □上呼吸道感染 □胸腔积液 □其他____
神经肌肉系统	□卒中 □TIA □癫痫 □截瘫 □精神分裂症 □抑郁症 □其他_____
泌尿生殖系统	□肾功能不全 □尿毒症 □月经 □其他_____
消化系统	□肝病 □消化道溃疡 □胃潴留 □反流 □其他_____
血液系统	□重度贫血 □再生障碍性贫血 □白血病 □其他_____
内分泌/代谢系统	□糖尿病 □甲状腺功能亢进症/甲状腺功能减退症 □其他_____
吸烟、药物依赖	□吸烟 □药物依赖_____
过敏史	□药物过敏 □食物过敏
特殊用药史	□抗凝/抗血小板药 □糖皮质激素 □其他_____
意识情况	□清醒 □嗜睡 □昏睡 □昏迷
气道通畅度	□张口＜3 cm □颈短 □头后仰受限 □小下颌 □鼾症
	Mallampati 分级：□Ⅰ级 □Ⅱ级 □Ⅲ级 □Ⅳ级
牙齿评估	□松动 □缺失 □戴冠
既往麻醉史	□全身麻醉 □椎管内麻醉 □区域阻滞
实验室检查	白细胞计数：□正常 □异常 血红蛋白：□正常 □异常 血糖：□正常 □异常
	肝功能：□正常 □异常 肾功能：□正常 □异常 血钾：□正常 □异常
	输血前检查：□正常 □异常 凝血功能：□正常 □异常
心电图	□正常 □异常 □未做
胸片/CT	□正常 □异常 □未做
其他	

评估结果				
ASA 分级：　　级	麻醉方式：□全身麻醉　　□椎管内麻醉　　□神经阻滞麻醉　　□静脉麻醉　　□局部麻醉			
□适合日间手术（正常情况下无明显风险）　　□可以行日间手术（可耐受一般麻醉和手术，风险较小） □不适合日间手术（风险大）				
建议完成检查和治疗：				

医师签名：　　　　　　　　　　　　时间：＿＿＿年＿＿＿月＿＿＿日＿＿＿时＿＿＿分

§3.1.5　日间手术出院评估单

出院前从生命体征、生活水平、恶心呕吐、疼痛、外科出血及专科病情等方面对患者进行评估，用于判断患者是否达到离院标准。

【格式】

日间手术出院评估单

姓名：　　　　　年龄：　　　　　科室：　　　　　病室：　　　　　床号：　　　　　住院号：

手术名称：

手术时间：

PADS 评分量表		
评估项目	评分标准	评分
生命体征	2＝血压和心率稳定在术前水平 20％以内 1＝血压和心率波动在术前基础值 20％～40％ 0＝血压和心率波动在术前基础值＞40％	
活动水平	2＝步态平稳 1＝需要搀扶 0＝不能行走	
恶心呕吐	2＝无或轻度恶心呕吐，经口服药治疗有效 1＝中度恶心呕吐，经药物肌内注射治疗有效 0＝重度恶心呕吐，需连续反复治疗	
疼痛	2＝无痛或轻度疼痛，口服用药能止痛 1＝中度疼痛 0＝重度疼痛	

PADS 评分量表		
评估项目	评分标准	评分
外科出血	2＝轻度，无须更换敷料 1＝中度，需要更换 2 次敷料 0＝重度，需要更换 3 次以上敷料	
评估得分		
离院条件（必须都满足）		
1. PADS 标准总分为 10 分，≥9 分者方可离院 2. 患者出院时/后应有成年人陪护并在家中照看 3. 专科病情评估符合出院标准		
评估结果		
患者是否符合出院标准： □ 是 □ 否，于　　年　月　日　时　分　转为常规住院，具体原因：＿＿＿＿＿＿＿＿ ＿＿＿＿＿＿＿＿＿＿＿＿＿＿＿＿＿＿＿＿＿＿＿＿＿＿＿＿＿＿＿＿＿＿＿＿＿		
医师签名		评估时间	年　月　日　时　分

§3.1.6　日间手术入院告知书

在患者入院时签署，内容涵盖入院诊断、诊疗计划和相关注意事项及风险告知。对日间手术模式、风险点、延续性服务等进行告知，包括但不限于日间手术住院时间、住院期间和出院后可能出现的风险、出院随访相关事宜等。

【格式】

日间手术入院告知书

姓名：　　　年龄：　　　科室：　　　病室：　　　床号：　　　住院号：

根据您目前的病史、体格检查、化验结果和其他检查，经医师评估，您适合日间手术服务，现将您的医疗情况、权利和义务以及注意事项等向您和您的亲属告知如下：

一、入院诊断

二、诊疗计划

三、本医疗组愿意按诊疗操作规程竭诚为您提供医疗服务，您可以随时向我组咨询。

医疗组成员：主任医师/副主任医师_____ 主治医师_____ 住院医师_____

四、患者享有以下权利

1. 不分性别、国籍、民族、信仰、社会地位和病情轻重，获得公正医疗、护理。

2. 在不影响正常医疗秩序的情况下，享有宗教信仰和民族习惯受到尊重。

3. 在诊疗过程中，获知有关诊断、病情、医疗措施、医疗风险、替代医疗方案、预后等信息，自主做出接受或拒绝某项医疗措施的决定。

4. 不经患者本人同意，个人资料、病情等隐私信息受到保护，不对外披露。

5. 要求复印本人病历的权利。

五、要求患者或家属承担以下义务

1. 尊重医务人员及其他患者的相关权利。

2. 向医务人员如实陈述病情，配合医务人员进行相关诊断、检查、治疗，如患者接受或拒绝进行某项医疗措施，本人及家属需在相关医疗文书上签字。

3. 按规定支付医疗费用及其他服务费用。

4. 遵守医院制度，爱护医院的公共财物，维护正常医疗秩序。

5. 不得要求医务人员做出超出其救治能力和执业范围的医疗行为。

6. 不得影响他人治疗，不将疾病传染给他人。

7. 接受强制性治疗（如急危患者、传染病、精神病等）。

六、注意事项

1. 日间手术住院时限为 24 小时。

2. 诊疗过程可能有延期出院或转专科治疗风险。

3. 出院后可能再次入院治疗的风险。

4. 出院后医院会提供随访服务，请保持通信通畅。

5. 不要在病房内使用电炉、电热杯、酒精炉等，以免发生火灾。医院营养科或食堂将为您提供饭菜。

6. 请妥善保管好您的贵重物品和现金，不要随便委托他人看管，以免丢失。

7. 请遵守防跌倒/坠床等相关规定，以防跌倒/坠床等事件的发生。

8. 医院规定探视时间为每天××：××—××：××。非探视时间请勿探视。

9. 请勿喧哗，不向窗外、地面倒水或扔垃圾，不在医疗区吸烟。

10. 投诉电话：   （医疗投诉）。

11. 病室联系电话：

七、限于目前医疗技术水平发展现状，即使医师尽了最大努力，还有很多医疗问题难以解决，因此，不论治疗结果如何，都请相信和理解医院。如有疑虑或异议，应按正常途径协商解决或通过法律手段解决。

1. 与我院进行协商或通过第三方调解。

2. 与我院共同委托，或单方向卫生健康委员会或专业鉴定机构申请医疗技术鉴定。

3. 向人民法院起诉。

4. 不得聚众滋事、围攻医务人员或妨碍医院的正常医疗秩序，否则，将承担后果及法律责任。

八、医院严禁任何工作人员索取或接受患者及亲友的现金、有价证券、支付凭证及贵重礼品，请患者及家属配合我院工作。

谢谢您的信任、理解、支持与配合，祝您早日康复！

谈话医师：＿＿＿＿＿＿＿＿＿＿（签字）

谈话地点：＿＿＿＿＿＿＿＿＿＿＿

谈话时间：＿＿年＿＿月＿＿日＿＿时＿＿分

如患者或家属已清楚知晓以上情况，并愿意配合医院的诊断和治疗，请在指定处签字。

患者：＿＿＿＿＿＿（签字）或家属代表：＿＿＿＿＿＿（签字），与患者关系：＿＿＿＿＿＿＿，

签字时间：＿＿年＿＿月＿＿日＿＿时＿＿分

§3.1.7　日间手术病房护理记录单

日间手术病房护理记录单包括入院评估及术前相关知识宣教和术前记录、术后记录、术后病情观察记录和出院护理记录。

【格式】

日间手术病房一般护理记录单

姓名：　　　科室：　　　床号：　　　出生日期：　　　患者 ID：　　　住院号：

入院评估及术前相关知识宣教

入科时间：＿＿＿＿＿＿　入院方式：□步行　□扶助　□平车　□轮椅　□其他＿＿＿＿

T：＿℃　P：＿次/min　R：＿次/min　BP：＿/＿mmHg　体重：＿kg　其他＿＿＿＿

意识：□清醒　□模糊　□嗜睡　□昏睡　□昏迷

皮肤情况：□正常　□破损/压力性损伤/其他＿＿＿＿＿

过敏史：□无　　□有＿＿＿＿＿

□人员、设施、环境介绍　□探陪制度　□安全制度（防跌倒/坠床、防烫伤、防火、防盗等）

□手术及麻醉方式　　　□术前知识宣教（饮食、活动、心理等）

责任护士：＿＿＿＿＿＿　　　　　时间：＿＿年＿＿月＿＿日＿＿时＿＿分

术前记录

拟于今日＿＿麻下行＿＿＿＿＿＿术，患者术前准备已完善，于＿＿时＿＿分接入手术室。

责任护士：_____　　　　　　时间：____年____月____日____时____分

术后记录

返回病房时间：_____

T：____℃　P：____次/min　R：____次/min　BP：____mmHg

意识：□清醒　　□模糊　　□嗜睡　　□昏睡　　□昏迷

皮肤情况：□正常　　□破损/压力性损伤/其他_____

静脉输液：□无　□有：□留置针　□PICC　□PORT　□其他_____

伤口敷料：□无　□有：□有渗出　□无渗出　　带管情况：□无　□有_____

疼痛评分：____分　　　　　　恶心呕吐：□无　□有

术后处置：□输液　□心电监护　□吸氧　□雾化吸入　□其他_____

健康宣教：□伤口护理　□管道护理　□饮食护理　□用药指导　□疼痛护理

　　　　　　□专科指导　□心理护理

特殊病情记录：_____

_____

责任护士：_____　　　　　　时间：____年____月____日____时____分

§3.1.8　日间手术归档病历资料排序

住院病案首页、日间手术入出院记录、日间手术入院评估单、日间手术出院评估单、手术及术后首次病程记录、手术同意书、麻醉同意书、日间手术麻醉门诊风险评估报告单、手术安全核查记录、麻醉记录、特殊检查（特殊治疗）同意书、病理资料、化验报告单、特殊检查报告、医嘱单、其他各类医疗文书。

§3.2　日间放射治疗病历书写规范

日间放射治疗病历是医务人员在日间放射治疗诊疗活动过程中形成的文字、符号、图表、影像、病理等资料的总和。日间放射治疗病历由放射治疗诊疗组医师完成。主治医师审核病历，并对病历质量负责；住院医师可协助书写其余文书、整理病历。

日间放射治疗病历包括：住院病案首页、日间放射治疗入院记录、日间放射治疗病程记录、放射治疗操作记录、日间放射治疗出院记录、日间放射治疗患者出院通用评估单、日间放射治疗入院告知书和放射治疗同意书等。日间放射治疗病历书写主要内容及要求见表 3-2。

表 3 - 2　日间放射治疗病历书写主要内容及要求

序号	病历内容	书写时限	内容与格式要求
1	住院病案首页	参照普通住院病历	参照普通住院病历
2	日间放射治疗入院记录	入院 24 小时内完成	见 §3.2.1
3	日间放射治疗病程记录	入院后 8 小时内完成	见 §3.2.2
4	放射治疗操作记录	放射治疗结束时完成	内容与格式同普通住院病历
5	日间放射治疗出院记录	出院时完成	见 §3.2.3
6	日间放射治疗患者出院通用评估单	出院前完成	见 §3.2.4
7	日间放射治疗入院告知书	入院和放射治疗前完成	见 §3.2.5
8	日间放射治疗知情同意书	参照普通住院病历	参照普通住院病历
9	其他类知情同意书：输血治疗、特殊检查（特殊治疗）等	参照普通住院病历	参照普通住院病历
10	各类辅助检验、检查报告单	参照普通住院病历	参照普通住院病历
11	医嘱单	参照普通住院病历	参照普通住院病历
12	日间放射治疗护理记录单	参照普通住院病历	见 §3.2.6

§3.2.1　日间放射治疗入院记录

采用表格式设计，包括基本信息、主诉、现病史、既往史、个人史、体格检查等。

【格式】

日间放射治疗入院记录

姓名：　　　　年龄：　　　科室：　　　病室：　　　床号：　　　住院号：

姓名：　　　　　　　　　性别：　　　　　　　　　年龄：
婚姻：　　　　　　　　　民族：　　　　　　　　　职业：
籍贯：　　　　　　　　　住址：　　　　　　　　　电话：
门（急）诊诊断：
入院时间：
　　主诉：
　　现病史：

既往史：平素健康状况（□良好　□一般　□差）

　　　　□无传染病　□有传染病（描述）_____

　　　　□无过敏史　□有过敏史（描述）_____

　　　　□无手术外伤史　□有手术外伤史（描述）_____

　　　　□无输血史　□有输血史（描述）_____

　　　　□无糖尿病，高血压，冠心病史

　　　　□有糖尿病，高血压，冠心病史（描述）_____

　　　　其他_____

个人史：吸烟□无　□偶尔　□有____年，平均____支/d　□已戒____年

　　　　饮酒□无　□偶尔　□有____年，平均____mL/d　□已戒____年

　　　　冶游史□无　□有（描述）_____

　　　　其他□无　□有（描述）_____

家族史：□无特殊　□有特殊（描述）_____

婚育史：□无特殊　□有特殊（描述）_____

（女性）月经史：□无特殊　□有特殊（描述）_____

病史属实。病史陈述者确认并签字：_____

体格检查：T____℃　P____次/min　R____次/min　BP____/____mmHg

　　　　头颅颈部：□无异常　□异常（描述）_____

　　　　心肺：　　□无异常　□异常（描述）_____

　　　　腹部：　　□无异常　□异常（描述）_____

专科情况：

辅助检查结果：

入院诊断：

诊疗计划：拟于____年____月____日完善放射治疗前准备，开始行 VMRT/IMRT/TOMO/近距离放射治疗。

放射治疗计划：

　　　　　　　　　　　　　　　　　　　　医师签名：

　　　　　　　　　　　　　　　　　　　记录日期：____年____月____日

§3.2.2　日间放射治疗病程记录

如患者病情稳定，可不写病程记录。若患者出现病情变化、实施有创操作、转入专科病房需及时记录。患者因病情变化，出现需转入专科病房住院治疗等情况，从转入专科病房起，后续病程记录均需按本书§1.2病历书写基本规定书写病历。

日间放射治疗病程记录

姓名：　　　　年龄：　　　　科室：　　　　病室：　　　　床号：　　　　住院号：

××××-××-××　　××：××　　入院首次病程

放射治疗部位：

原发灶/转移灶/其他：＿＿＿＿＿＿＿＿

放射线选择（能量）：

放射治疗剂量（分次数）：

放射治疗前准备：

制模要求：

定位 CT 时间：

定位 MRI 时间：

摆位要求：

医师签名：

××××-××-××　　××：××　　病程记录或主治医师查房记录或主任医师查房记录（若延迟出院）

　　记录患者特殊不适、放射治疗不良反应及相关对症处理。

医师签名：

××××-××-××　　××：××　　放射治疗操作记录（表明放射治疗方式，剂量）

医师签名：

××××-××-××　　××：××　　抢救记录（若发生抢救）

医师签名：

××××-××-××　　××：××　　病程记录（若发生有创操作记录）

医师签名：

××××-××-××　　××：××　　转出记录（若转科）

医师签名：

§3.2.3 日间放射治疗出院记录

日间放射治疗出院记录包含患者基本信息、入院时间、出院时间、诊疗经过、出院时情况、出院诊断和出院医嘱。

【格式】

日间放射治疗出院记录

姓名：　　　　年龄：　　　　科室：　　　　病室：　　　　床号：　　　　住院号：

入院时间：
出院时间：
住院天数：　　　天

诊疗经过：
出院时情况：
出院诊断：
出院医嘱：
　　饮食及营养指导：
　　生活方式指导：
　　放射治疗后注意事项：
　　出院用药指导：
　　随访指导：
　　其他：

　　　　　　　　　　　　　　　　　　　医师签名：
　　　　　　　　　　　　　　记录日期：＿＿＿年＿＿＿月＿＿＿日＿＿＿时
如患者或家属已清楚知晓以上情况，请在指定处签字。
患者或家属代表：＿＿＿＿＿＿＿＿＿（签字），与患者关系：＿＿＿＿＿＿＿＿＿
　　　　　　　　　　　　　　签字时间：＿＿＿年＿＿＿月＿＿＿时＿＿＿分

§3.2.4 日间放射治疗患者出院通用评估单

通过日间放射治疗患者出院通用评估单进行评估。

【格式】

日间放射治疗患者出院通用评估单

姓名：　　　　年龄：　　　　科室：　　　　病室：　　　　床号：　　　　住院号：

放射治疗部位：

放射治疗剂量：

评估时间：

出院时患者情况：

分类	评分标准
意识状态	□清楚　□嗜睡　□昏睡　□昏迷　□其他
自主能力	□正常　□全瘫　□截瘫　□偏瘫　□其他
体格检查	脉搏：　次/min；体温：　℃；呼吸：　次/min；血压：＿＿/＿＿mmHg
放射治疗后情况	皮肤黏膜：　　　　　　　症状：
阳性体征	□无　□有：
特殊阴性体征	□无　□有：
重要的辅助检查	□无　□有：
出院诊断	□符合　□不符合
出院标准	□符合　□不符合
出院时疗效判断	□痊愈　□好转　□转院　□自动出院　□死亡　□其他
出院后随访事宜充分清楚地向患者或家属告知	□是　□否：
评价人签名：	

§3.2.5　日间放射治疗入院告知书

在患者入院时，告知入院诊断、诊疗计划和相关注意事项。

日间放射治疗入院告知书

姓名：　　　　年龄：　　　　科室：　　　　病室：　　　　床号：　　　　住院号：

根据您目前的病史、体格检查、实验室检查结果和其他检查，现将您的医疗情况、权利和义务以及注意事项等向您和您的亲属告知如下：

一、入院诊断

二、诊疗计划

三、本医疗组愿意按诊疗操作规程竭诚为您提供医疗服务，您可以随时向我组咨询。

医疗组成员：主任医师/副主任医师_____主治医师_____住院医师_____

四、患者享有以下权利

1. 不分性别、国籍、民族、信仰、社会地位和病情轻重，获得公正医疗、护理。

2. 在不影响正常医疗秩序的情况下，享有宗教信仰和民族习惯受到尊重。

3. 在诊疗过程中，获知有关诊断、病情、医疗措施、医疗风险、替代医疗方案、预后等信息，自主做出接受或拒绝某项医疗措施。

4. 不经患者本人同意，个人资料、病情等隐私信息受到保护、不对外披露。

5. 要求复印本人病历的权利。

6. 其他（由医师根据患者特殊情况填写）。

五、要求患者或家属承担以下义务

1. 尊重医务人员及其他患者的相关权利。

2. 向医务人员如实陈述病情，配合医务人员进行相关诊断、检查、治疗，如患者接受或拒绝进行某项医疗措施，本人及家属需在相关医疗文书上签字。

3. 按规定支付医疗费用及其他服务费用。

4. 遵守医院制度，爱护医院的公共财物，维护正常医疗秩序。

5. 不得要求医务人员做出超出其救治能力和执业范围的医疗行为。

6. 不得影响他人治疗，不将疾病传染给他人。

7. 接受强制性治疗（如急危患者、传染病、精神病等）。

六、注意事项

1. 不要在病房内使用电炉、电热杯、酒精炉等，以免发生火灾。医院营养科或食堂将为您提供饭菜。

2. 请妥善保管您的贵重物品和现金，不要随便委托他人看管，以免丢失。

3. 请遵守防跌倒/坠床等相关规定，以防跌倒/坠床等事件的发生。

4. 医院规定探视时间为每天××：××—××：××。非探视时间请勿探视。

5. 请勿喧哗，不向窗外、地面倒水或扔垃圾，不在医疗区吸烟。

6. 投诉电话：_____（医疗投诉）。

7. 病室联系电话：_____

七、限于目前医疗技术水平发展现状，即使医师尽了最大努力，还有很多医疗问题难以解决，因此，不论治疗结果如何，都请相信和理解医院。如有疑虑或异议，应按正常途径协商解决或通过法律手段解决。

1. 与我院进行协商或通过第三方调解。

2. 与我院共同委托，或单方向卫生健康委员会或专业鉴定机构申请医疗技术鉴定。

3. 向人民法院起诉。

4. 不得聚众滋事、围攻医务人员或妨碍医院的正常医疗秩序，否则，将承担后果及法律责任。

八、医院严禁任何工作人员索取或接受患者及亲友的现金、有价证券、支付凭证及贵重礼品，请患者及家属配合我院工作。

谢谢您的信任、理解、支持与配合，祝您早日康复！

谈话医师：_____（签字）

谈话地点：_____

谈话时间：____年____月____时____分

如患者或家属已清楚知晓以上情况，并愿意配合医院的诊断和治疗，请在指定处签字。

患者：_____（签字）或家属代表：_____（签字），与患者关系：_____

签字时间：____年____月____时____分

§3.2.6　日间放射治疗护理记录单

【格式】

日间放射治疗护理记录单

姓名：　　　　年龄：　　　科室：　　　病室：　　　床号：　　　住院号：

入院评估及放射治疗前相关知识宣教
入科时间：____　　入院方式：□步行　□扶助　□平车　□轮椅　□其他_____ T：____℃　P：____次/min　R：____次/min　BP：__/__ mmHg　体重：____kg　其他_____ 意　　识：□清醒　□模糊　□嗜睡　□昏睡　□昏迷 皮肤情况：□正常　□破损/压疮/其他_____ 过敏史：□无　　□有_____ □人员、设施、环境介绍　□探陪制度　□安全制度（防跌倒/坠床、防烫伤、防火、防盗等） □手术及麻醉方式　　□术前知识宣教（饮食、活动、心理等） 责任护士：_____　　　　　　时间：_____

放射治疗前记录
拟于今天行_____（部位）放射治疗，患者放疗前准备已完善，每天放射治疗时间：_____ 增敏剂：□无　□有，增敏剂注射时间：_____ 特殊要求：_____ 责任护士：_____　　　　　　时间：_____

放射治疗不良反应记录	
放射治疗部位:	
放射治疗相关不良反应记录:	
处理:	
责任护士:＿＿＿＿＿＿	时间:＿＿＿＿＿＿

§3.2.7　日间放射治疗归档病历资料排序

住院病案首页、日间放射治疗出院记录、日间放射治疗入院记录、病程记录、患者住院评估单、日间放射治疗知情同意书、特殊检查（特殊治疗）同意书、病理资料、化验报告单、特殊检查报告单、医嘱单、其他各类医疗文书。

§3.3　日间化学治疗病历书写规范

日间化学治疗病历是医务人员在日间化学治疗诊疗活动过程中形成的文字、符号、图表、影像等资料的总和。日间化学治疗病历由日间化学治疗医师完成。主治医师需负责签署化疗同意书及其他医疗文书，并对病历质量负责；住院医师可协助书写其余文书、整理病历。

日间化学治疗病历包括：住院病历首页、日间化学治疗入院记录、日间化学治疗病程记录、化学治疗同意书、日间化学治疗出院记录、实验室检查及特殊检查、医嘱单等。日间化学治疗病历书写主要内容及要求见表3-3。

表3-3　日间化学治疗病历书写主要内容及要求

序号	病历内容	书写时限	内容与格式要求
1	住院病案首页	参照普通住院病历	参照普通住院病历
2	日间化学治疗入院记录	入院后12小时完成	见§3.3.1
3	日间化学治疗病程记录	入院后8小时完成	见§3.3.2
4	日间化学治疗出院记录	出院时完成	见§3.3.3
5	日间化学治疗患者出院通用评估单	出院前完成	见§3.3.4
6	日间化学治疗入院告知书	参照普通住院病历	见§3.3.5
7	化学治疗同意书（免疫治疗、靶向治疗同意书）	治疗前完成	参照普通住院病历

序号	病历内容	书写时限	内容与格式要求
8	其他类知情同意书：输血治疗、特殊检查（特殊治疗）等	参照普通住院病历	参照普通住院病历
9	各类辅助检验、检查报告单	参照普通住院病历	参照普通住院病历
10	医嘱单	参照普通住院病历	参照普通住院病历
11	日间化学治疗护理记录单	参照普通住院病历	见§3.3.6

§3.3.1 日间化学治疗入院记录

采用表格式设计，包括基本信息、主诉、现病史、既往史、个人史、体格检查等。

【格式】

日间化学治疗入院记录

姓名：　　　　年龄：　　　科室：　　　病室：　　　床号：　　　住院号：

姓名：　　　　　　　　性别：　　　　　　　　年龄：

婚姻：　　　　　　　　民族：　　　　　　　　职业：

籍贯：

门（急）诊诊断：

入院时间：

主诉：

现病史：

既往史：平素健康状况（□良好　□一般　□差）

　　　　□无传染病　□有传染病（描述）_____

　　　　□无过敏史　□有过敏史（描述）_____

　　　　□无手术外伤史　□有手术外伤史（描述）_____

　　　　□无输血史　□有输血史（描述）_____

　　　　□无糖尿病，高血压，冠心病史

　　　　□有糖尿病，高血压，冠心病史（描述）_____

　　　　其他：_____

个人史：吸烟□无　□偶尔　□有＿＿＿年，平均＿＿＿支/d　□已戒＿＿＿年

　　　　饮酒□无　□偶尔　□有＿＿＿年，平均＿＿＿mL/d　□已戒＿＿＿年

　　　　冶游史□无　□有（描述）_____

　　　　其他□无　□有（描述）_____

家族史：□无特殊　□有特殊（描述）_____

婚育史：□无特殊　□有特殊（描述）_____

（女性）月经史：□无特殊　□有特殊（描述）_____

病史属实。病史陈述者确认并签字：_____

体格检查：T____℃　P____次/min　R_____次/min　BP____/____mmHg

　　　　头颅颈部：□无异常　□异常（描述）_____

　　　　心肺：　　□无异常　□异常（描述）_____

　　　　腹部：　　□无异常　□异常（描述）_____

专科情况：

辅助检查结果：

入院诊断：

诊疗计划：拟于____年____月____日完善化学治疗前准备后在_____行_____

化学治疗/靶向/免疫检查点抑制剂治疗。

　　　　　　　　　　　　　　　　　　　　　医师签名：

　　　　　　　　　　　　　　　　　　　　　记录日期：____年____月____日

§3.3.2　日间化学治疗病程记录

　　如患者病情稳定，可不写病程记录。若患者出现病情变化、实施有创操作、转入专科病房等需及时记录。患者因病情变化，出现需转入专科病房住院治疗等情况，从转入专科病房起，后续病程记录均需按照本书§1.2中病历书写基本规定书写病历。

【格式】

日间化学治疗病程记录

姓名：　　　　年龄：　　　科室：　　　病室：　　　床号：　　　住院号：

××××-××-××　　××：××　首次病程

　　　　　　　　　　　　　　　　　　　　　医师签名：

××××-××-××　　××：××　病程记录或主治医师查房记录或主任医师查房记录

（若延迟出院）

　　　　　　　　　　　　　　　　　　　　　医师签名：

××××-××-××　　××：××　抢救记录（若发生抢救）

医师签名：

×××× -×× -×× ××：×× 病程记录（若发生有创操作记录）

医师签名：

×××× -×× -×× ××：×× 转出记录（若转科）

医师签名：

§3.3.3 日间化学治疗出院记录

日间化学治疗出院记录包含入院时间、出院时间、诊疗经过、出院时情况、出院诊断和出院医嘱。

【格式】

日间化学治疗出院记录

姓名： 年龄： 科室： 病室： 床号： 住院号：

入院时间：

出院时间：

住院天数： 天

诊疗经过：

出院时情况：

出院诊断：

出院医嘱：

 饮食及营养指导：

 生活方式指导：

 出院用药指导：

 随访指导：

 其他：

         医师签名：

         记录日期：____年____月____日____时

如患者或家属已清楚知晓以上情况请在指定处签字。

患者或家属代表：_____（签字），与患者关系：_____

签字时间：____年____月____时____分

§3.3.4 日间化学治疗患者出院通用评估单

通过日间化学治疗患者出院通用评估单进行评估。

【格式】

日间化学治疗患者出院通用评估单

姓名：　　　　年龄：　　　科室：　　　病室：　　　床号：　　　住院号：

评估时间：

各类之和达到 6 分方可办理出院手续。

分类	评分标准	评分
生命体征	2＝血压和心率稳定在化学治疗前水平 20％以内 1＝血压和心率波动在化学治疗前基础值 20％～40％ 0＝血压和心率波动在化学治疗前基础值＞40％	
活动水平	2＝步态平稳 1＝需要搀扶 0＝不能行走	
恶心呕吐	2＝无或轻度恶心呕吐，经口服药治疗有效 1＝中度恶心呕吐，经药物肌内注射治疗有效 0＝重度恶心呕吐，需连续反复治疗	
疼痛	2＝无痛或轻度疼痛，口服用药能止痛 1＝中度疼痛 0＝重度疼痛	
合计		
评价人签名		

§3.3.5 日间化学治疗入院告知书

在患者入院时，告知入院诊断、诊疗计划和相关注意事项。

【格式】

日间化学治疗入院告知书

姓名：　　　　年龄：　　　科室：　　　病室：　　　床号：　　　住院号：

　　根据您目前的病史、体格检查、实验室检查结果和其他检查，现将您的医疗情况、权利和义务以及注意事项等向您和您的亲属告知如下：

一、入院诊断

二、诊疗计划

三、本医疗组愿意按诊疗操作规程竭诚为您提供医疗服务，您可以随时向我组咨询。

医疗组成员：主任医师/副主任医师_____　主治医师_____　住院医师_____

四、患者享有以下权利

1. 不分性别、国籍、民族、信仰、社会地位和病情轻重，获得公正医疗、护理。

2. 在不影响正常医疗秩序的情况下，享有宗教信仰和民族习惯受到尊重。

3. 在诊疗过程中，获知有关诊断、病情、医疗措施、医疗风险、替代医疗方案、预后等信息，自主做出接受或拒绝某项医疗措施。

4. 不经患者本人同意，个人资料、病情等隐私信息受到保护，不对外披露。

5. 要求复印本人病历的权利。

五、要求患者或家属承担以下义务

1. 尊重医务人员及其他患者的相关权利。

2. 向医务人员如实陈述病情，配合医务人员进行相关诊断、检查、治疗，如患者接受或拒绝进行某项医疗措施，本人及家属需在相关医疗文书上签字。

3. 按规定支付医疗费用及其他服务费用。

4. 遵守医院制度，爱护医院的公共财物，维护正常医疗秩序。

5. 不得要求医务人员做出超出其救治能力和执业范围的医疗行为。

6. 不得影响他人治疗，不将疾病传染给他人。

7. 接受强制性治疗（如急危患者、传染病、精神病等）。

六、注意事项

1. 不要在病房内使用电炉、电热杯、酒精炉等，以免发生火灾。医院营养科或食堂将为您提供饭菜。

2. 请妥善保管好您的贵重物品和现金，不要随便委托他人看管，以免丢失。

3. 请遵守防跌倒/坠床等相关规定，以防跌倒/坠床等事件的发生。

4. 医院规定探视时间为每天××：××—××：××。非探视时间请勿探视。

5. 请勿喧哗，不向窗外、地面倒水或扔垃圾，不在医疗区吸烟。

6. 投诉电话_____（医疗投诉）。

7. 病室联系电话_____

七、限于目前医疗技术水平发展现状，即使医师尽了最大努力，还有很多医疗问题难以解决，因此，不论治疗结果如何，都请相信和理解医院。如有疑虑或异议，应按正常途径协商解决或通过法律手段解决。

1. 与我院进行协商或通过第三方调解。

2. 与我院共同委托，或单方向卫生健康委员会或专业鉴定机构申请医疗技术鉴定。

3. 向人民法院起诉。

4. 不得聚众滋事、围攻医务人员或妨碍医院的正常医疗秩序，否则，将承担后果及法律责任。

八、医院严禁任何工作人员索取或接受患者及亲友的现金、有价证券、支付凭证及贵重礼品，请患者及家属配合我院工作。

谢谢您的信任、理解、支持与配合，祝您早日康复！

谈话医师：_____（签字）

谈话地点：_____

谈话时间：____年____月____时____分

如患者或家属已清楚知晓以上情况，并愿意配合医院的诊断和治疗，请在指定处签字。

患者：_____（签字）或家属代表：_____（签字），与患者关系：_____

签字时间：____年____月____时____分

§3.3.6　日间化学治疗护理记录单

日间化学治疗护理记录单采用表单式设计，记录化学治疗前、化学治疗中、化学治疗后的主要护理信息。

【格式】

日间化学治疗护理记录单

姓名：　　　　年龄：　　　　科室：　　　　病室：　　　　床号：　　　　住院号：

化学治疗日期：_____化学治疗/靶向治疗/免疫检查点抑制剂方案名称：_____

护理情况	化学治疗前：入室时间_____　　　　手腕带 □无 □有
	神志_____　　　　管道 □无 □有 _____
	皮肤情况 □正常 □破损/压疮/其他_____
	有无呕吐 □无 □轻度 □中度
	饮食情况 □不能进食 □流质 □半流质 □普食 □糖尿病饮食
	疼痛情况 □无 □轻度，评分1～3分 □中重度，评分4～6分
	□极重度，评分7～10分

护理情况	化学治疗中：有无呕吐　□无　□轻度　□中度 　　　　　疼痛情况　□无　□轻度，评分1～3分　□中重度，评分4～6分 　　　　　　　　　　□极重度，评分7～10分 化学治疗后：出院时间＿＿＿＿＿＿＿＿ 　　　　　有无呕吐　□无　□轻度　□中度 　　　　　疼痛情况　□无　□轻度，评分1～3分　□中重度，评分4～6分 　　　　　　　　　　□极重度，评分7～10分 责任护士：

§3.3.7　日间化学治疗归档病历资料排序

住院病案首页、日间化学治疗出院记录、入院记录、病程记录、日间化学治疗患者出院通用评估单、特殊检查（特殊治疗）同意书、病理资料、化验报告单、特殊检查报告、医嘱单、其他各类医疗文书。

§4

各种检查、治疗报告单书写规范与要求

§4.1　基本要求

1. 检查、治疗报告单的书写必须符合相应技术操作规范的相关要求。

2. 报告者须手写签名（或 CA 签名），应字迹清晰。报告单不得任意涂改，如必须修改应由上级医师审核签字。

3. 严格做好查对，防止差错。本次诊治结果只是表示当次诊治对象当时状况或当次受检标本的结果。

4. 生化、放射免疫、化学发光免疫测定及其他特殊检查项目用数字报告者，必须附正常值参考范围。所有测定结果必须用阿拉伯数字报告，并使用法定计量单位。

5. 各医技专业可按本专业特点设计报告单，但必须符合本"基本要求"。

6. 使用电子报告单的医疗机构需满足《电子病历应用管理规范（试行）》（国卫办医发〔2017〕8 号）文件相关规定。

§4.2　放射科检查报告单

一、X 线检查

1. 按本节的"基本要求"填写报告单。

2. 注明检查方法。

3. 诊断报告应主次分明　重点描写所见主要异常的部位、范围、大小、数目、形态、密度、边缘及其对周围结构的影响；同时注意描写伴随病灶以及与鉴别诊断相关的阴性结果，注意区别解剖变异和病变；对于不能确认的异常也应该客观描写并提出进一步检查的建议。

4. 造影检查　描述造影部位、方法、造影剂种类、浓度和剂量，描述造影异常表现的部位、形态、密度、边缘等形态改变及功能或动态变化。

5. 复查照片应和以前照片对比，描述病变变化；对以前图像的描写应注明前次检查的时间。

6. 科学地提出诊断意见　①肯定性诊断意见。②讨论性诊断意见：如有几种诊断的可能性，应依可能性大小按顺序排列，一般不超过 3 个。③建议性意见：提出进一步检查或治疗观察的建议。④若对病变前后认识不一致时，应适当描述原因并对诊断予以更改。

7. 报告单一式两份（复写或打印），一份交患者或病室，一份科室存档。如为电子报告则按《电子病历应用管理规范（试行）》管理。

8. 报告医师签名，住院医师的报告单需经主治医师以上（含主治医师）放射科医师审核签名后发出（急诊除外）。急诊报告无上级医师审核时应注明为临时报告，应在 24 小时内由主治医师以上放射科医师审核；如临时报告无错误，则自动转成为正式报告；如存在错误，应及时更正报告并告知相关人员收回原报告。

二、计算机断层扫描（CT）检查

1. 按本节的"基本要求"填写，包括 CT 号。

2. 记录检查部位和扫描方法。

3. 重点突出描述扫描所见，记录病变部位、范围、大小、数目、形态、边缘、密度及对相邻结构的影响，记录兴趣区 CT 值，描述与鉴别诊断有关的阴性结果。

4. 描述增强前后正常结构及病变的变化情况，如有无强化、强化的程度、类型、强化持续的时间等，描述兴趣区不同期相的增强变化情况。计算机体层血管成像（CTA）检查应描述病变血管名称及血管形态改变。

5. 复查病例应与以前的 CT 做前后对比，记录病变的转归情况，若对病变前后认识不一致时，应适当描述原因并对诊断予以更改。

6. 科学地提出诊断意见　①肯定性诊断意见。②讨论性诊断意见：如有几种诊断的可能性，应依可能性大小按顺序排列，一般不超过 3 个。③建议性意见：提出进一步检查或治疗观察的建议。④若对病变前后认识不一致时，应适当描述原因并对诊断予以更改。

7. 报告一式两份，一份交患者或病室，一份科室存档。如为电子报告则按《电子病历应用管理规范（试行）》管理。

8. 报告单由主治医师以上放射科医师（含主治医师）签名后发出。

三、磁共振成像（MRI）检查

1. 按本节的"基本要求"填写，包括 MRI 号。

2. 检查部位、名称（MRI）和检查技术，后者主要包括所使用的 MRI 扫描序列。

3. MRI 表现　应详细全面认真书写，特别是发现病变后，应全面详细对病变进行描述，包括病变部位、大小、形态、数目、周围有无水肿及其毗邻关系以及 MRI 信号特点等。

4. 科学地提出诊断意见　①肯定性诊断意见。②讨论性诊断意见：如有几种诊断的可能性，应依可能性大小按顺序排列，一般不超过 3 个。③建议性意见：提出进一步检查或治疗观察的建议。④若对病变前后认识不一致时，应适当描述原因并对诊断予以更改。

5. 报告一式两份，一份交患者或病室，一份科室存档。如为电子报告则按《电子病历应用管理规范（试行）》管理

6. 报告单应由主治医师以上放射科医师（含主治医师）签名后发出。

四、诊断报告发出时间

1. 普通 X 线诊断报告

（1）急诊：检查完毕后 30 分钟内发出诊断报告单。

（2）普通患者：检查完毕后 2 小时（工作时间）内取诊断报告单（急诊报告除外）。

（3）特殊检查：检查完毕后 24 小时（工作日）取诊断报告单。

2．CT、MRI、介入放射学诊断报告

（1）急诊检查：检查完毕后 2 小时后取诊断报告单。

（2）一般患者：检查完毕后 24 小时（工作日）取诊断报告单。

（3）疑难病例：可延缓至检查完毕后 48 小时（工作日）取报告。

§4.3　核医学科检查报告单

一、放射性核素功能检查

1．检查报告应根据检查发现，并结合病史、症状、阳性体征和其他相关检查结果做出判断或建议。

2．报告单应由主治及以上职称的医师签名后发出。

3．报告一式两份，一份交患者或病室，一份科室存档（或科内电子存档）。

二、单光子发射计算机断层显像（SPECT）检查

1．按本节的"基本要求"填写，并记录使用的显像药物、放射性活度及给药途径。对一些特殊检查应介绍检查的方法，如动态检查、定量分析（包括分析指数及参考值）、介入试验、衰减校正、图像融合等。

2．描述内容应根据检查部位详细说明，一般包括脏器或病变的位置、形态、大小、显像药物分布情况等。

3．如为复查病例，应前后对比，描述病变的变化情况。

4．科学地提出诊断意见　①肯定性诊断意见；②讨论性诊断意见：如有几种诊断的可能性，应依可能性大小按顺序排列，一般不超过 3 个；③建议性意见：对于不能确定的异常也应该客观描述并提出进一步检查或治疗观察的建议；④若对病变前后认识不一致时，应适当描述原因并对诊断予以更改。

5．报告单需经高年资主治医师及以上核医学医师审核签名后发出。

6．报告一式两份，一份交患者或病室，一份科室存档（或科内电子存档）。

三、正电子发射断层显像（PET）检查

1．除"基本要求"外，还要记录临床诊断、检查项目以及所用显像药物的名称、放射性活度和给药途径。

2．描述 PET 影像所见，报告定量分析结果，如果是肿瘤显像应描述肿瘤病灶显像药物浓聚的部位、大小、数量、与周围正常组织比值和肿瘤标准摄取值（SUV）。

3．科学地提出诊断意见　①肯定性诊断意见。②讨论性诊断意见：如有几种诊断的可

能性，应依可能性大小按顺序排列，一般不超过3个。③建议性意见，对于不能确定的异常也应该客观描写并提出进一步检查或治疗观察的建议。④若对病变前后认识不一致时，应适当描述原因并对诊断予以更改。

4. 报告单应由高年资主治医师及以上核医学医师签名后发出。

5. 报告一式两份，一份交患者或病室，一份科室存档。如为电子报告则按《电子病历应用管理规范（试行)》管理。

四、报告时间

1. 放射性核素功能检查　　肾图和甲状腺吸^{131}I率测定当天发出报告。

2. 单光子发射计算机断层显像（SPECT)　　一般为检查结束后第2天（工作日）发出报告。

3. 正电子发射断层显像（PET)　　一般为检查结束后的第2天（工作日）发出报告。

§4.4　　超声科检查报告单

1. 脏器的大小（长、宽、厚），轮廓、边缘、界限及毗邻关系。

2. 脏器内部回声强弱、光点的粗细、分布情况等。

3. 有无异常回声及异常回声的大小、声像特点及周围关系、重要的阴性发现。

4. 必要时做脏器功能检查，如胆囊收缩功能，膀胱残余尿量等。

5. 复查病例一定要详细地前后对比，将对比结果书写清楚。

6. 科学地提出诊断报告　　若有两个或两个以上的诊断，按可能性的大小依次排列，可能性大的放在前位。若需复查，应写明时间。如系占位性病变，报告中应体现以下3个方面：①超声物理性质（实质性、囊性、混合性）；②占位性病变来源；③病变病理性质的提示良性或恶性。

7. 报告单由具有资质的超声科医师签字。

8. 报告一式两份，一份交患者或病室，一份科室存档。如为电子报告则按《电子病历应用管理规范（试行)》管理。

§4.5　　检验科检查报告单

一、报告单内容与要求

1. 血常规、尿常规　　检验如用自动分析仪器，须严格按《全国临床检验操作规程》，做好血细胞分析的显微镜复检和尿液沉渣镜检及一般性状描述。

2. 一般常规　　定性检验结果可用阴性（－），可疑（±）、阳性（＋）表示；如以阳性程度报告，可用1＋、2＋、3＋和4＋，或弱阳性、阳性和强阳性等方式报告；但免疫学检查（如 HBsAg 等）以及其他特殊检验应盖章；"阳性"盖红色章，"阴性"盖蓝色章（电脑打印者除外）。

二、报告时间

1. 急诊常规检验，于标本送到 2 小时内发出报告（或电话报告）。
2. 常规临检、生化检验、免疫检验于当天发出报告。

§4.6　输血科/血库检查报告单

1. 按本节的"基本要求"填写。
2. 凡输血患者必须做 ABO 和 RhD 血型鉴定（正、反定型）。急诊抢救患者紧急输血时 RhD 检查可除外。
3. RhD 如为阴性，应由红笔书写或盖红章，或有特殊标志。
4. 交叉配血试验按要求发报告，ABO 血型应有主侧、次侧血型鉴定及交叉配血有无溶血及凝集的报告。
5. 交叉配血不合或有输血史、妊娠史或短期内需接收多次输血者，应按有关规定做抗体筛选试验。

§4.7　临床病理科检查报告单

一、病理诊断报告单内容与要求

1. 按"基本要求"填写。
2. 报告应客观描写病理检查方法，大体形态和显微镜下所见；免疫组织化学检查应单独叙述检查所见。
3. 病理报告方式

Ⅰ类：有充分形态学根据；疾病名称、病变性质明确，可以直接给出诊断。

Ⅱ类：不能完全肯定疾病名称、病变性质，或是对于拟诊的疾病名称、病变性质有所保留的病理诊断意向，可在拟诊的疾病/病变名称前冠以诸如病变"符合""考虑""倾向于""提示""可能性大""不能排除（除外）"等词语。

Ⅲ类：检材切片只能进行病变的形态描述，不足以诊断为某种疾病；或组织学无特征性病理改变；且不符合临床提示诊断者。

Ⅳ类：送检标本因过于细小、破碎、固定不当、自溶、严重挤压变形，被烧灼、干涸等，无法做出病理学诊断。

4. 病理报告及细胞学涂片报告应由具有病理医师资质且具有复验权的病理医师签发。

5. 病理图文报告打印后交患者或病房，原始报告与病理申请单在病理科一并存档。

二、报告发出时间

1. 一般病理报告应在收到标本后 3 个工作日内发出；骨组织、需脱钙标本、疑难病例需行特殊染色及免疫组织化学检查的顺延 3～5 个工作日。

2. 尸检报告应在解剖后 3 个月内发出。

三、标本保存时间

1. 取材后的标本应妥善保存至病理报告发出后 1 个月。

2. 尸检标本应保存至尸检报告发出后 1 年；涉及纠纷和刑事案件者除外。

3. 病理切片、蜡块和阳性细胞学涂片应保存 15 年；阴性细胞学涂片为 1 年。

§ 5

病历质量
评价标准

§5.1 病例分型标准

病例分型是将住院患者按病情的轻重程度，诊疗技术的复杂程度和时限要求分为若干类型，便于临床医疗质量控制。其用途有：

1. 明确判定患者入院时的病情、症状，以增强医疗和护理准确、及时服务的意识。

2. 作为制定诊疗、护理计划、实施相应质量控制的依据。

3. 作为衡量、检查、分析、判定病例（案）医疗质量的基础。

病例分型标准：分为 A、B、C、D 4 型。

A 型：一般病例是指病种单纯，病情稳定（包括诊断明确且病情稳定的肿瘤患者）的一般住院患者。

B 型：一般急症病例是指急需紧急处理，但病种单纯的急诊患者。

C 型：疑难重症病例是指病种或病情复杂，或有复杂的合并症；病情较重、诊断治疗均有很大难度，预后差的患者。

D 型：危重病例是指病情危重，随时有生命危险；有循环、呼吸、肝、肾、中枢神经等重要器官功能衰竭病变之一者。

病例分型的确定及变更：

（1）病例分型由住院医师依据患者入院时的诊断和病情为依据确定。

（2）病例分型记录在患者的首次病程记录中。

（3）病例分型的变更：如患者在入院时已潜伏疑难或危重的病理改变而当时未能正确判断，可经主治医师及以上职称的医师按病例分型标准修改入院时不适当的分型，并签名确认。

§5.2 门（急）诊病历质量评价标准

一、门（急）诊病历质量评价标准使用说明

1. 总分 100 分，甲级病历 > 90 分，75 分 < 乙级病历 ≤ 90 分，丙级病历 ≤ 75 分。

2. 每一书写项目内扣分采取累加计分，扣分最多不超过本项目的标准分值。

3. 对病历中严重不符合规范，而本标准未能涉及的，可说明理由直接扣分。

二、门（急）诊病历质量评价标准（表5-1）

表5-1 门（急）诊病历质量评价标准

书写项目	标准要求	扣分标准（扣分）
基本要求（10分）	1. 真实、客观、准确，无大量复制拷贝	涂改、拷贝致严重错误（乙级）
	2. 修改时用双线画在错字上，保留原记录清楚可辨，注明修改时间，修改人签名	修改不规范（2分/处）
	3. 用阿拉伯数字书写日期和时间，采用24小时制记录。急危重患者记录到分钟	书写不符合要求（1分/处）
	4. 规范使用医学术语；字迹清晰，语句通顺，标点正确，格式规范。标注页码，页面整洁，不缺项、少页	记录不符合要求（1分/处）
	5. 使用蓝黑、碳素墨水，需复写的可用蓝或黑色油水圆珠笔，计算机打印病历使用黑色	颜色不符合规定（1分）
门诊病历封面（纸质病历）（10分）	内容包括患者姓名、性别、年龄、婚姻、职业、住址、食物、药物过敏史等	未记录食物、药物过敏史或记录错误（5分），其他项目未填写或填写有缺陷（1分/处）
病历记录（80分）	1. 由接诊医师在患者就诊时及时完成，患者每次就诊均应书写病历	未书写或书写不及时（丙级）
	2. 科室＋就诊时间	未书写（5分），不符合要求（2分/处）
	3. 主诉 主要症状及持续时间，能导出第一诊断	未书写（10分），书写有缺陷（2分/处）
	4. 现病史 ①现病历必须与主诉相符；②能反映本次疾病起始演变、诊疗过程；③有必须的鉴别诊断资料	未书写（10分），书写有缺陷（2分/处）
	5. 既往史 简要叙述与本次疾病有关的病史	未书写（5分），书写有缺陷（1分/处）
	6. 体格检查 ①初诊需记录一般情况；②与主诉有关的常规体格检查（或专科体格检查）不能漏项；③记录阳性体征及有助于鉴别诊断的阴性体征	未书写（10分），书写有缺陷（1分/处）
	7. 诊断 ①全面、规范书写诊断名称；②未明确诊断的应写待查，并在待查下面写出考虑可能性大的诊断	未书写（10分），书写不全面或不规范（2分/处）
	8. 处理与建议 ①进一步检查措施或建议；②辅助检查项目及结果；③所用药品的名称、剂量、用法、疗程等；④出具的诊断证明书等	未书写（乙级），处理措施不合理（乙级），未签署知情告知情况（乙级），应书写项目未书写（2分/项），书写不符合要求（1分/处）

书写项目	标准要求	扣分标准（扣分）
病历记录（80分）	其他医疗证明情况；⑤法定传染病等需上报疾病；⑥向患者交代注意事项，包括生活、饮食注意事项，休息方式与期限，复诊时间、预约下次门诊日期，随访要求等；⑦需手术或特殊检查治疗者应有患者的意见并签字或签署书面知情同意书，并书写手术或操作记录；⑧处理措施合理，符合诊疗原则和指南要求	
	9. 医师签名　签全名可辨认	未签名（乙级），签名不能辨认（2分）

§5.3　住院病历质量评价标准

一、住院病历质量评价标准使用说明

1. 本标准适用于医疗机构的终末病历和运行病历质量评价。

2. 终末病历评价总分100分；采取扣分制，即最终得分＝100分－扣分总和。根据最终得分情况把病历分为3个等级，即甲、乙、丙级。甲级病历＞90分；75分＜乙级病历≤90分；丙级病历≤75分。

3. 运行病历总分80分；评价后得分换算成100分再评病历等级，计算公式为：最终得分＝（80分－扣分总和）×100/80，等级标准同终末病历。

4. 每一书写项目内扣分采取累加的计分办法，扣分最多不超过本项目的标准分值（单项否决扣分不计入内）。

5. 对病历中不符合规范，而本表未能涉及的，可说明理由直接扣分。

6. 表中所列单项否决项共计11项，出现1项单项否决项直接判定为乙级病历，出现2项及以上单项否决项的判定为丙级病历。单项否决项目如下：

（1）篡改、伪造病历内容致严重错误。

（2）缺入院记录或未在患者入院后24小时内完成（包括再入院记录）。

（3）缺首次病程记录或未在患者入院后8小时内完成。

（4）缺抢救记录或未在抢救结束后6小时内完成。

（5）缺有创诊疗操作记录或未在操作结束后24小时内完成。

（6）缺手术记录或未在术后24小时内完成。

（7）缺麻醉记录。

（8）缺手术安全核查记录。

（9）缺出院记录（包括24小时入出院记录）/死亡记录或未在患者出院24小时内完成。

（10）手术、麻醉、输血、特殊治疗及有创诊疗操作等须取得患方书面同意方可进行的医疗活动，缺患方签名的知情同意书。

（11）死亡病例缺死亡病例讨论纪要或未在患者死亡一周内完成。

二、病历评价内容所占分值

共 100 分，见表 5－2。

表 5－2　病历评价内容所占分值

病历内容	分值
（一）书写基本原则	5
（二）入院记录（包括入院记录、再次或多次入院记录）	10
（三）病程记录	55
1. 首次病程记录	15
2. 日常一般记录〔包括日常病程记录、上级医师查房记录、有创诊疗操作记录、会诊记录、疑难病例讨论纪要、抢救记录、交（接）班记录、转科记录、阶段小结、大型医疗器械相关记录要求及条形码粘贴单〕	20
3. 围手术期记录（包括术前讨论结论记录、麻醉术前访视记录、麻醉记录、手术记录、手术安全核查记录、手术清点记录、术后首次病程记录、术后病程记录、麻醉术后访视记录等）	15
4. 出院相关记录	5
（四）知情同意书	10
（五）医嘱、辅助检查报告单	5
（六）住院病案首页	15

三、住院病历质量评价标准

（一）书写基本原则（5分）（见表5－3）

表 5－3　书写基本原则评价标准

项目及检查要求	扣分标准	扣分分值
1. 严禁篡改、伪造病历	有篡改或伪造行为致严重错误	单项否决
2. 纸质病历修改时，应在错处用双画线标识，修改处注明修改日期及修改人签名。电子病历的修改、归档必须和纸质病历同步进行	修改病历不规范	0.5/项
3. 各种记录应当有书写医师的手写签名（CA 认证除外）	记录缺医师的签名	1/项
4. 各种记录应有书写人员签名，不得模仿或代替他人签名，非本院执业人员书写的各种记录需经本院执业人员审阅、修改并签名	签名不符合要求	1/项

项目及检查要求	扣分标准	扣分分值
5. 规范使用医学术语；字迹清晰，语句通顺，标点正确，格式规范。页码标注正确，病历中各种记录眉栏填写齐全（姓名、病案号等），患者一般信息记录准确无误。排序正确，内容齐全，不缺页	不符合要求	0.5/项
6. 病历中转抄的辅助检查结果应与原报告单内容相符	病历中转抄的辅助检查结果与原报告单内容不相符	1/项
7. 医疗记录内容应客观、真实、不得互相矛盾	病历中记录内容不符合事实或互相矛盾	2/项
8. 医疗记录内容应准确无误	有错字、错句、语法错误	0.1/项
9. 同一患者的电子病历信息不能简单复制粘贴	内容复制粘贴，没有校对，出现逻辑性错误	2/项
10. 用阿拉伯数字书写日期和时间，采用 24 小时制记录。危重患者病历、抢救时间、医嘱下达时间应记录至分钟	记录不符合要求	0.5/项
11. 使用蓝黑、碳素墨水，需复写的可用蓝或黑色油水圆珠笔，计算机打印病历使用黑色或彩色	不符合规定	0.5/项

（二）入院记录（10 分）（表 5 - 4）

表 5 - 4　入院记录评价标准

项目及检查要求		扣分标准	扣分分值
一般项目	一般项目填写齐全、准确	未填写或写错或不规范	0.5/项
主诉	1. 简明扼要，重点突出	主诉重点不突出	1
	2. 能够导出第一诊断	不能导出第一诊断	2
	3. 主诉系主要症状（体征）和持续时间，原则上不用诊断名称代替	主诉不规范、用体征或用诊断代替，而在现病史中发现有症状的	1
现病史	1. 围绕主诉记录患者本次疾病情况	描述内容与主诉不符	2
	2. 起病时间与诱因	起病时间描述不准确或未写可能的原因或诱因	0.5
	3. 主要症状、体征的部位、性质、程度要描述；记录伴随症状	部位、性质、程度及伴随症状未描述	0.5/项
	4. 有鉴别诊断意义的阴性症状与体征	缺有鉴别诊断意义的重要阴性症状与体征	1/项
	5. 按发生的先后顺序记录诊治经过及结果	未记录或未按时间顺序记录	2
	6. 一般情况（精神、睡眠、饮食、大小便、体重等）	缺一般情况描述	0.2/项

	项目及检查要求	扣分标准	扣分分值
现病史	7. 对慢性疾病病情稳定在长期用药和治疗的需书写用药史	未写用药史	1
	8. 再入院记录注明第几次住院，书写符合规范	未注明第几次住院	0.2
		书写不规范	2
既往史	1. 既往一般健康状况、心脑血管、肺、肾、内分泌系统等重要的疾病史	缺重要脏器疾病史	1/项
	2. 手术、外伤史，预防接种史，重要传染病史，输血史	缺手术、外伤史，预防接种史，传染病史，输血史	1/项
	3. 药物食物过敏史	缺药物食物过敏史	1/项
个人史	记录与个人有关的生活习惯、嗜好和职业、地方病接触史及冶游史	个人史描述有遗漏	0.2/项
		缺个人史	1
月经史	女性患者记录初潮年龄、行经天数、周期、末次月经时间（或绝经年龄）	描述有遗漏	0.2/项
		缺月经史	1
婚育史	记录婚姻状况、结婚年龄、配偶健康状况、有无子女等	描述有遗漏	0.2/项
		缺婚育史	1
家族史	父母、兄弟姐妹、配偶和子女的健康情况，有无传染病、与遗传有关的疾病或与患者类似疾病的病史，如已死亡，说明原因和时间。必要时，追问其祖父母及外祖父母、舅父、表兄弟等健康情况	描述有遗漏	0.2/项
		缺家族史	1
体格检查	1. 项目齐全，填写完整、正确	体格检查有遗漏或错误	1/项
	2. 专科检查情况全面、正确，与鉴别诊断有关的体征记录详细充分	专科检查不全面；应有的鉴别诊断体征未记或记录不全	1/项
辅助检查	记录与本次疾病相关的主要检查及其结果，分类按检查时间顺序记录，其他医疗机构检查结果应写明检查日期、医院名称	有辅助检查结果未记录或记录不规范	0.5/项
诊断	初步诊断疾病名称规范、主次分明	无初步诊断	2
		初步诊断名称不规范	0.5/项
书写时限	入院记录在患者入院后 24 小时内完成（包括再入院记录）	无入院记录或入院记录未在患者入院后 24 小时内完成	单项否决
病史陈述者签名	一般由患者签署，患者无法签署时由病史提供者签署	无病史陈述者签名	2
医师签名	签名符合要求	缺医师签名/不符合要求	2

（三）病程记录（55分）（表5-5）

表5-5　病程记录评价标准

	项目及检查要求	扣分标准	扣分分值
首次病程记录（15分）	1. 首次病程记录由住院医师或值班医师在患者入院后8小时内完成	缺首次病程记录或未在患者入院后8小时内完成	单项否决
	2. 病例特点　将入院病史、体征及辅助检查归纳提炼，要点清晰，反映鉴别诊断要点	照搬入院病史、体征及辅助检查，未归纳提炼	2
	3. 拟诊讨论　全面分析讨论本次住院的主要诊断、次要诊断以及重要的并发症和特殊问题，体现临床思维	初步诊断无诊断依据或查因病例未按规范书写拟诊讨论	4
	4. 病例分型　根据病情轻重缓急、诊疗技术复杂程度和预后进行分型	无病例分型或分型不正确	1
	5. 诊疗计划　针对病情制订规范、合理的诊治计划，体现出对患者诊治的整体思路	诊疗计划用套话、无针对性、不具体	2
日常一般记录（20分）	1. 记录患者自觉症状、体征等病情变化情况，分析其原因，并记录所采取的处理措施及效果	未及时记录患者病情变化，对新的阳性发现无分析及处理措施等	2/次
	2. 按规定时间书写病程记录（病危至少每天1次，病重至少每2天1次，病情稳定至少每3天1次）	未按规定时间记录病程记录	2/次
	3. 主治医师首次查房记录在患者入院后48小时内完成，D型病历在入院后12小时内完成	缺主治医师首次查房记录或未在患者入院后规定时间内完成	5/次
	4. 记录异常的辅助检查结果及临床意义，有分析、处理意见及效果	未记录异常的检查结果或无分析、判断、处理的记录	1/次
	5. 记录所采取的重要诊疗措施与重要医嘱更改的理由及效果	未记录所采取的重要诊疗措施；未对更改的药物、治疗方式进行说明	1/次
	6. 记录住院期间向患者及其近亲属告知的重要事项及他们的意愿，特别是危重患者，必要时请患方签名	对病情危重患者，病程中未记录向患者近亲属告知的相关情况	2/次
	7. 会诊申请及会诊记录单填写应完整并记录会诊申请理由及目的、会诊意见等	会诊记录单未陈述会诊申请理由及目的或有缺陷	1/次
	8. 病程中应记录会诊意见及执行情况	未在病程中记录会诊意见及执行情况	1/次
	9. 有创诊疗操作记录在操作完成后即刻书写，未能及时书写操作的，应当在操作结束后24小时内补记	漏写有创诊疗操作记录或未在规定时间内完成	单项否决

项目及检查要求	扣分标准	扣分分值
10. 有创诊疗操作记录内容应包括操作名称、操作时间、操作步骤、结果及操作过程中患者的一般情况、过程是否顺利、有无不良反应，术后注意事项及是否向患者说明，操作医师签名等	记录不完整、非操作医师签名	5/次
11. 输血或使用血液制品完毕后当天应有输血记录	无输血记录	5/次
12. 输血记录内容包括输血指征、输血目的、输血种类及量、血型、输血起止时间、有无输血反应等，并于输血或使用完毕后当天记录	记录不规范	0.5/项
13. 抢救记录应在抢救结束后 6 小时内完成	无抢救记录或未在抢救结束后 6 小时内完成	单项否决
14. 抢救记录应记录病情变化情况、抢救时间及措施，参加抢救医务人员姓名及职称等，时间应记录到分钟	记录不完整	1/项
15. 交、接班记录、转科（接收）记录、阶段小结应在规定时间内完成	无记录或未在规定时间内完成	2/项
16. 出院前一天或当天应有上级医师对病情的评估及同意出院的病程记录	缺上级医师同意出院的记录	2
17. 接到危急值报告后应立即采取有效诊疗措施，并在 6 小时内记录危急值结果、分析及采取的处理措施	无危急值报告和处理记录	5/次
	记录不规范	1/项
18. 对确诊困难或疗效不确切病例应进行疑难病例讨论；应由科主任或具有副主任医师以上专业技术任职资格的医师主持，在讨论完成后 24 小时内由住院医师书写，主持人应及时审阅并签名	应讨论的病例无疑难病例讨论纪要或未在规定时间内完成	5
	记录内容不符合要求	2/项
19. 修正、增加、排除等的诊断应在病程记录中充分说明理由	修正、增加、排除等的诊断在病程记录中无依据	2/项
20. 使用大型医疗器械以及植入和介入类医疗器械的应当将医疗器械的名称、关键性技术参数等信息以及与使用质量密切相关的必要信息记载到病历的相关记录中	缺相关记录或记录有缺陷	0.5/项
21. 植入类、介入类等医疗器械的条形码粘贴或记录于条形码粘贴（信息记录）单上	缺条形码	2/项
22. 死亡病例应按要求进行死亡病例讨论、详细记录参与人员对死亡病例的意见结论	无死亡病例讨论纪要	单项否决
	记录不规范	2/项

日常一般记录（20分）

	项目及检查要求	扣分标准	扣分分值
围手术期记录 (15分)	1. 术前讨论结论记录内容包括术前小结、术前诊断、手术指征、拟施手术名称和方式、围手术期抗生素应用计划、拟施麻醉方式、术前准备情况、患者耐受力的评估、术中术后可能出现的风险及应对措施等内容	记录内容有缺项、错误等	1/项
	2. 除以紧急抢救生命为目的的急诊手术外，二级及以上手术患者需进行术前讨论，术前讨论应在开具手术医嘱前完成	无术前讨论结论记录	5/次
	3. 应有术者术前及术后24小时查看患者的记录	无手术者术前、术后查看患者的记录	3/次
	4. 有麻醉师术前查看、术后访视患者的记录	无麻醉师术前、术后访视患者的记录	2/项
	5. 有手术安全核查表	无手术安全核查表	单项否决
	6. 手术安全核查表、手术清点记录、签名等完整规范	缺项或者填写有缺陷	0.5/项
	7. 手术记录应在术后24小时内完成	无手术记录或未在患者术后24小时内完成	单项否决
	8. 手术记录内容完整、规范	缺项或写错或不规范	1/项
	9. 手术记录由手术者书写，特殊情况下由一助完成，须有手术者签字	无手术医师签字	5/次
	10. 麻醉记录由麻醉医师手术后即时完成	无麻醉记录	单项否决
	11. 麻醉记录内容包括患者一般情况、术前情况、术中情况、离室信息等	记录有缺陷	0.5/次
	12. 术后首次病程记录由参加手术的医师在患者术后8小时内完成	缺术后首次病程记录	3/次
	13. 术后首次病程记录内容包括手术时间、术后诊断、麻醉方式、手术方式、手术简要经过、术后处理措施、术后应当特别注意观察的事项等	缺项或写错或不规范	1/项
出院相关记录 (5分)	1. 患者出院记录（包括24小时内入出院记录）/死亡记录应在患者出院/死亡24小时内完成	缺出院记录/死亡记录或未在规定时间内完成	单项否决
	2. 出院记录/死亡记录内容完整规范	记录有错漏	1/项

（四）知情同意书（10 分）（表 5 - 6）

表 5 - 6　知情同意书评价标准

项目及检查要求	扣分标准	扣分分值
1. 手术、麻醉、输血、特殊治疗（如化学治疗、激素冲击疗法等）及有创操作病例应有患方签署意见并签名的知情同意书	无手术、麻醉、输血、特殊治疗及有创操作知情同意书或无患者或授权人签名	单项否决
2. 手术、麻醉、输血、特殊治疗及有创操作知情同意记录规范、内容填写完整	填写不规范、不完整	0.5/项
3. 使用自费项目应有患者签署意见并签名的知情同意书	使用自费项目无患者签名的知情同意书	2/次
4. 病重病危者，应有告知书	病重病危患者无告知书	5/次
5. 不同意重要检查及治疗方案、选择或放弃抢救措施应有患方签署意见并签名的医疗文书	不同意重要检查及治疗方案、放弃抢救无患者法定代理人签署意见并签名的医疗文书	10/次
6. 非患者签名的应签署授权委托书（无民事行为能力除外）	非患者签名的无授权委托书	5/次
7. 使用医用内置耗材应签署知情同意书	无患者或授权人签字的知情同意书	5/次
8. 其他知情同意书有患者或授权人签名	无患者或授权人签字	5/次
9. 其他知情同意书记录规范，内容填写完整等	填写不完整	0.5/项

（五）医嘱、辅助检查报告单（5 分）（表 5 - 7）

表 5 - 7　医嘱、辅助检查报告单评价标准

项目及检查要求	扣分标准	扣分分值
1. 每项医嘱应有明确的开具或停止时间	医嘱开具或停止时间不明确	1/次
2. 医嘱内容应当清楚、完整、规范，禁止有非医嘱内容	医嘱内容不规范或有非医嘱内容	1/次
3. 每项医嘱开具或停止均应有医师签名	医嘱无医师签名	1/次
4. 医嘱所开具的诊疗措施应与病程记录内容相一致	医嘱与病程记录不一致	1/次
5. 所开具的辅助检查医嘱应与检查报告单回报内容相一致	检查医嘱与检查报告单不一致	5/次
6. 辅助检查单分类别、按时间顺序排列	排列混乱	1/次
7. 检查报告单患者信息准确无误	检查报告单患者信息有错误	2/次
8. 住院期间检查报告单完整无遗漏	缺对诊断、治疗有重要价值的辅助检查报告单	5/次
9. 已输血病例应有输血前检查项目报告单和合血单	未完成相关检查项目	1/项

（六）住院病案首页（15 分）

住院病案首页评分参照 2016 年国家卫生计生委办公厅颁布《住院病案首页数据质量评分标准》进行评分（见下文）。住院病案首页总分 100 分，评价后实际得分按 15 分制换算

作为最终得分，计算公式为：最终得分＝实际得分×$\frac{15}{100}$。

四、住院病案首页数据质量评分标准（表5-8）

表5-8　住院病案首页数据质量评分标准

医院名称：　　　　　　　　患者姓名：　　　　　　　　病案号：

检查项目	项目类别	项目数	评分项	分值	减分
患者基本信息（18分）	A类	2	新生儿入院体重	4	
			新生儿出生体重	4	
	B类	1	病案号	2	
患者基本信息（18分）	C类	4	性别	1	
			出生日期	1	
			年龄	1	
			医疗付费方式	1	
	D类	20	健康卡号、患者姓名、出生地、籍贯、民族、身份证号、职业、婚姻状况、现住址、电话号码、邮编、户口地址及邮编、工作单位及地址、单位电话及邮编、联系人姓名、关系、地址、电话号码	0.5 分/项，减至4分为止	
住院过程信息（26分）	A类	1	离院方式	4	
	B类	5	入院时间	2	
			出院时间	2	
			实际住院天数	2	
			出院科别	2	
			是否有31天内再住院计划	2	
	C类	3	入院途径	1	
			入院科别	1	
			转科科别	1	
诊疗信息（50分）	A类	6	出院主要诊断	4	
			主要诊断编码	4	
			其他诊断	1分/项，减至4分为止	
			其他诊断编码	1分/项，减至4分为止	
			主要手术或操作名称	4	
			主要手术或操作编码	4	

检查项目	项目类别	项目数	评分项	分值	减分
诊疗信息（50分）	B类	8	入院病情	2	
			病理诊断	2	
			病理诊断编码	2	
			切口愈合等级	2	
			颅脑损伤患者昏迷时间	2	
			其他手术或操作名称	0.5分/项，减至2分为止	
			其他手术或操作编码	0.5分/项，减至2分为止	
			手术及操作日期	2	
	C类	3	门（急）诊诊断	1	
			门（急）诊诊断疾病编码	1	
			麻醉方式	1	
	D类	12	损伤（中毒）外部原因及疾病编码、病理诊断及编码和病历号、药物过敏史、尸检记录、血型及Rh标识、手术级别、术者、第一助手	0.5/项，减至3分为止	
费用信息（6分）	A类	1	总费用	4	
	D类	10	综合医疗服务类、诊断类、治疗类、康复类、中医类、西药类、中药类、血液和血制品类、耗材类、其他类	每项0.5分，减至2分为止	

总分：100分   减分：

实际得分：

检查人员：   检查时间：

§6

病案管理

患者到医院就医，医务人员在诊疗工作中，根据国家规定记录医疗情况，形成病历，归档以后形成病案。医疗机构应依据国家有关法律法规对病案进行管理，包括对病案的收集、整理、装订、编码、质量控制、保管、利用、数据统计等工作。近年来，随着我国医疗体制改革以及法治化进程的推进，公民法律意识不断增强，加强病案管理，不仅是医院科学管理的重要内容，也是预防、减少和正确处理医疗纠纷的现实需要。

§6.1　病案建立

病案通常是从患者第一次到医疗机构就诊或住院时开始建立的，建立病案的第一步是准确收集患者身份证明资料及分派病案号。医疗机构应当建立门（急）诊病历和住院病历编号制度，为同一患者建立唯一的标识号码。此标识号码即病案号（medical record number，MRN）。病案号是患者主索引的重要内容之一，用于纸质病案的排列、归档和检索。已建立电子病历的医疗机构，应当将病案标识号码与患者身份证明编号相关联，使用标识号码和身份证明编号均能对病案信息进行检索。

§6.2　病案整理及归档

病案科（室）负责回收病案的整理装订工作。病案管理人员在整理出院病案时应将收集的病案资料逐页检查，核对患者姓名、病案号等。检查病案资料时，要求病案填写完整、准确、项目无遗漏、页码标注正确，发现记录不全或书写有误，应及时通知有关人员完善。按照前述病历资料排序要求，核查出院病历资料排列顺序并做好装订工作。出院病历资料排序正确率大于95％。

病案归档是病案回收到病案科（室），经过整理加工，根据病案的标识（号码）将病案按一定的顺序进行系统性排列、上架，以便能快速、容易地查阅和检索病案。病案归档上架前必须对照报表认真清点、核对。

病案归档后，除按规定办理审批手续外，任何人和部门不得随意调阅和外借。

§6.3　疾病和手术操作分类

医疗机构住院病案首页疾病和手术操作分类编码按国家规定的标准执行。

编码人员须掌握国际疾病分类（ICD-10）、手术操作分类（ICD-9-CM-3）的编码原则和编码技能；接受过国际疾病分类（ICD-10）和手术操作分类（ICD-9-CM-3）系统培训；有一定的医学基础知识和临床医学知识；有严谨的科学态度和高度的责任感。编码人员对每份住院病案首页中的诊断和手术操作名称按照疾病分类原则及步骤，准确、完整、规范编码并签名；在编码过程中对疑难病、罕见病、新手术等病例所涉及专业问题存在疑问时，应及时与临床医师沟通，确保疾病和手术操作分类正确；定期进行编码质控，对编码的正确性进行自我评估和分析，持续提升病案编码质量；按照行政部门要求及医院需求，使用并动态维护疾病、手术操作分类代码库。

§6.4　病案存储

门（急）诊病历原则上由患者负责保管。医疗机构建有门（急）诊病历档案室或者已建立门（急）诊电子病历的，其门（急）诊病历可以由医疗机构负责保管。门（急）诊病历保存时间自患者最后一次就诊之日起不少于 15 年；患者出院后，住院病案由病案科（室）或者专（兼）职人员统一保管，包括纸质病案、影像病案、电子病案存储，保存时间自患者最后一次住院出院之日起不少于 30 年。

病案库房作为保存病案的基地，在位置的选择上以方便医疗、教学、科研为主，便于向各医疗临床科室联系工作；病案库房的相对湿度在 $45\%\sim60\%$，温度在 $14\ ℃\sim20\ ℃$ 较为适宜；要做好防火、防尘、防水、防潮、防虫、防有害微生物，保持室内清洁、整齐、通风、干燥，防止病案霉烂、虫蛀和有害气体；库房内严禁吸烟和明火取暖，必须安装空气消毒设备，设计选点时应注意远离易燃、易爆物品。

医疗机构可以采用符合档案管理要求的影像数字化技术等对纸质病历进行处理后保存。

医疗机构变更名称时，所保管的病案应由变更后的医疗机构继续保管。医疗机构撤销后，所保管的病案可以由省（市、县）级卫生行政部门、中医药管理部门或省级卫生行政部门、中医药管理部门指定的机构按规定妥善保管。

§6.5　病案查阅、复制与封存管理

一、病案资料的查阅

除下列单位和人员外，其他任何机构和个人不得擅自查阅患者的病历：

1. 为患者提供诊疗服务的医务人员，以及经卫生行政部门、中医药管理部门或者医疗机构授权的负责病案管理、医疗管理的部门或者人员。

2. 因科研、教学需要查阅、借阅病历的，应当向患者就诊医疗机构提出申请，经同意并办理相应手续后方可查阅、借阅。查阅后应当立即归还，借阅病历应当在 3 个工作日内归还。查阅的病历资料不得带离患者就诊医疗机构。医院可根据具体情况，制定相关管理制度。

二、病案资料的复制

1. 医疗机构应当指定部门或者专（兼）职人员负责受理下列人员和机构复制病案资料

的申请。受理申请时，应当要求申请人提供有关证明材料，并对申请材料进行形式上的审核及留存。

（1）申请人为患者本人的，应当提供其有效身份证明。

（2）申请人为患者代理人的，应当提供患者及其代理人的有效身份证明，以及代理人与患者代理关系的法定证明材料和授权委托书。

（3）申请人为死亡患者法定继承人的，应当提供患者死亡证明、死亡患者法定继承人的有效身份证明，死亡患者与法定继承人关系的法定证明材料。

（4）申请人为死亡患者法定继承人代理人的，应当提供患者死亡证明、死亡患者法定继承人及其代理人的有效身份证明，死亡患者与法定继承人关系的法定证明材料，代理人与法定继承人代理关系的法定证明材料及授权委托书。

（5）公安、司法、人力资源和社会保障、保险以及负责医疗事故技术鉴定的部门，因办理案件、依法实施专业技术鉴定、医疗保险审核或仲裁、商业保险审核等需要，提出审核、查阅或者复制病历资料要求的，经办人员提供以下证明材料后，医疗机构可以根据需要提供患者部分或全部病历。

1）该行政机关、司法机关、保险或者负责医疗事故技术鉴定部门出具的调取病历的法定证明。

2）经办人本人有效身份证明。

3）经办人本人有效工作证明（须与该行政机关、司法机关、保险或者负责医疗事故技术鉴定部门一致）。

保险机构因商业保险审核等需要，提出审核、查阅或者复制病历资料要求的，还应当提供保险合同复印件、患者本人或者其代理人同意的法定证明材料；患者死亡的，应当提供保险合同复印件、死亡患者法定继承人或者其代理人同意的法定证明材料。合同或者法律另有规定的除外。

2. 医疗机构可以为申请人提供复制和查阅的病案资料范围：门（急）诊病历和住院病历的住院志、体温单、医嘱单、化验单（检验报告）、医学影像检查资料、特殊检查同意书、手术同意书、手术及麻醉记录、病理资料、护理记录、医疗费用以及国务院卫生主管部门规定的其他属于病历的全部资料。

3. 申请人要求复制尚未出院或未完成的病历资料，应按照《病历书写基本规范》和《中医病历书写基本规范》要求，可以对已完成病历先行复制，在医务人员按照规定完成病历后，再对新完成部分进行复制。

4. 复制的病案资料应加盖医疗机构证明印记。医疗机构复制病案资料，可以按照规定收取工本费，收费标准应当公开。

三、病案资料的封存

依法需要封存病历时，应当在医疗机构或者其委托代理人、患者或者其代理人在场的情况下，对病历共同进行确认，签封病历复制件。医疗机构负责封存病历复制件的保管。

封存后病历的原件可以继续记录和使用，病历尚未完成，需要封存病历时，可以对已完成病历先行封存，当医师按照规定完成病历后，再对新完成部分进行封存。已封存的病历禁止修改。

开启封存病历应当在签封各方在场的情况下实施。

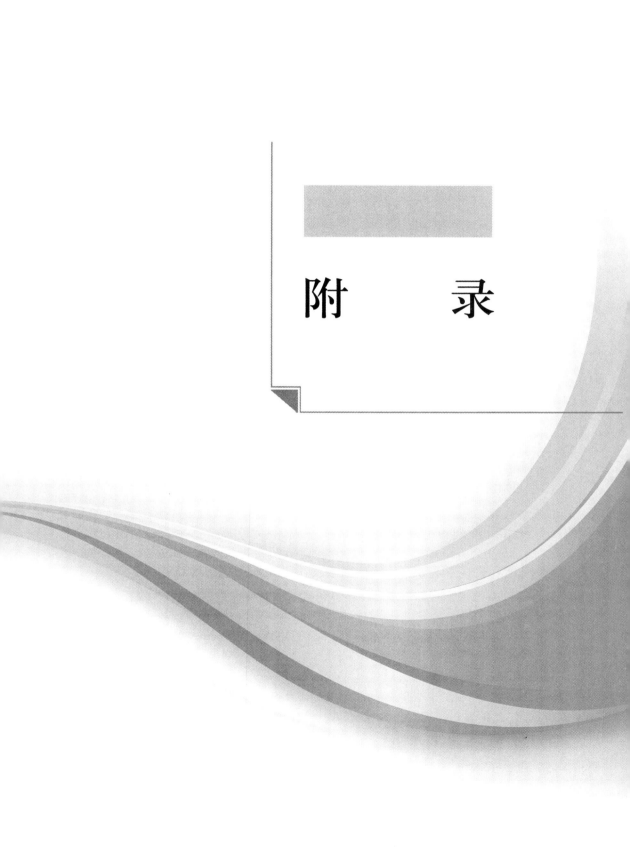

附　　　录

附录1 病案首页填写说明代码表

一、《RC032 医疗付费方式代码表》

值	名称
11	本市城镇职工基本医疗保险
12	外埠城镇职工基本医疗保险
21	本市城乡居民基本医疗保险
22	外埠城镇居民基本医疗保险
31	本市新型农村合作医疗
32	外埠新型农村合作医疗
4	贫困救助
5	商业医疗保险
6	全公费
7	全自费
8	其他社会保险
9	其他

二、《RC001 性别值域代码表》

值	名称
0	未知的性别
1	男
2	女
9	未说明的性别
此代码来源于国家标准《个人基本信息分类与代码》(GB/T 2261.1—2003)	

三、《RC002 婚姻状况代码表》

值	名称
1	未婚
2	已婚
3	丧偶

值	名称
4	离婚
9	其他
此代码来源于国家标准《个人基本信息分类与代码》(GB/T 2261.2—2003)	

四、《RC003 职业代码表》

值	名称
11	国家公务员
13	专业技术人员
17	职员
21	企业管理人员
24	工人
27	农民
31	学生
37	现役军人
51	自由职业者
54	个体经营者
70	无业人员
80	退（离）休人员
90	其他
此代码来源于国家标准《个人基本信息分类与代码》(GB/T 2261.4)	

五、《RC035 民族表》

值	名称
1	汉族
2	蒙古族
3	回族
4	藏族
5	维吾尔族
6	苗族

值	名称
7	彝族
8	壮族
9	布依族
10	朝鲜族
11	满族
12	侗族
13	瑶族
14	白族
15	土家族
16	哈尼族
17	哈萨克族
18	傣族
19	黎族
20	傈僳族
21	佤族
22	畲族
23	高山族
24	拉祜族
25	水族
26	东乡族
27	纳西族
28	景颇族
29	柯尔克孜族
30	土族
31	达斡尔族
32	仫佬族
33	羌族
34	布朗族
35	撒拉族
36	毛南族

续表 2

值	名称
37	仡佬族
38	锡伯族
39	阿昌族
40	普米族
41	塔吉克族
42	怒族
43	乌孜别克族
44	俄罗斯族
45	鄂温克族
46	德昂族
47	保安族
48	裕固族
49	京族
50	塔塔尔族
51	独龙族
52	鄂伦春族
53	赫哲族
54	门巴族
55	珞巴族
56	基诺族
66	其他
99	外籍人士

六、《RC038 患者证件类别代码表》

值	名称
1	居民身份证
2	中国人民解放军军人身份证件
3	中国人民武装警察身份证件
4	港澳居民来往内地通行证（仅限港澳居民使用）

续表

值	名称
5	台湾居民来往大陆通行证（仅限台湾居民使用）
6	护照（仅限外籍人员使用）
9	其他
此代码来源于国家标准《个人基本信息分类与代码》（GB/T 2261.4）	

七、《RC036 省、自治区、直辖市表》

值	名称
01	北京市
02	天津市
03	河北省
04	山西省
05	内蒙古自治区
06	辽宁省
07	吉林省
08	黑龙江省
09	上海市
10	江苏省
11	浙江省
12	安徽省
13	福建省
14	江西省
15	山东省
16	河南省
17	湖北省
18	湖南省
19	广东省
20	广西壮族自治区
21	海南省
22	四川省
23	重庆市

值	名称
24	贵州省
25	云南省
26	西藏自治区
27	陕西省
28	甘肃省
29	青海省
30	宁夏回族自治区
31	新疆维吾尔自治区
32	台湾省
33	香港特别行政区
34	澳门特别行政区
35	外籍

八、《RC033 联系人关系代码表》

值	名称
0	本人或户主
1	配偶
2	子
3	女
4	孙子、孙女或外孙子、外孙女
5	父母
6	祖父母或外祖父母
7	兄、弟、姐、妹
8	同事同学
9	其他
此代码表参照国家标准《家庭关系代码》(GB/T 4761)	

九、《RC026 入院途径代码表》

值	名称
1	门诊
2	急诊
3	其他医疗机构转入
9	其他

十、《RC023 科别代码表》（《医疗机构诊疗科目名录》）

值	名称
50	中医科
50.01	内科专业
50.01.01	肺病科专业
50.01.02	脾胃病科专业
50.01.03	脑病科专业
50.01.04	心血管病科专业
50.01.05	血液病科专业
50.01.06	肾病科专业
50.01.07	内分泌科专业
50.01.08	风湿病科专业
50.01.09	肝病科专业
50.02	外科专业
50.03	妇产科专业
50.04	儿科专业
50.05	皮肤科专业
50.06	眼科专业
50.07	耳鼻咽喉科专业
50.08	口腔科专业
50.09	肿瘤科专业
50.10	骨伤科专业
50.11	肛肠科专业
50.12	老年病科专业

值	名称	
50.13	针灸科专业	
50.14	推拿科专业	
50.15	康复医学专业	
50.16	急诊科专业	
50.17	预防保健科专业	
50.18	神志病科专业	
50.19	传染病科专业	
50.20	重症医学科专业	
50.21	治未病科专业	
50.22	中医学与军事医学科专业	
50.23	其他	
51	民族医学科	
51.01	维吾尔医学	
51.01.01	肺病科专业	
51.01.02	脾胃病科专业	
51.01.03	脑病科专业	
51.01.04	心血管病科专业	
51.01.05	血液病科专业	
51.01.06	肾病科专业	
51.01.07	内分泌科专业	
51.01.08	风湿病科专业	
51.01.09	肝病科专业	
51.01.10	外科专业	
51.01.11	妇产科专业	
51.01.12	儿科专业	
51.01.13	皮肤科专业	
51.01.14	眼科专业	
51.01.15	耳鼻咽喉科专业	
51.01.16	口腔科专业	

值	名称
51.01.17	肿瘤科专业
51.01.18	骨伤科专业
51.01.19	肛肠科专业
51.01.20	老年病科专业
51.01.21	针灸科专业
51.01.22	推拿科专业
51.01.23	康复医学专业
51.01.24	急诊科专业
51.01.25	预防保健科专业
51.01.26	神志病科专业
51.01.27	传染病科专业
51.01.28	重症医学科专业
51.01.29	治未病科专业
51.01.30	其他
51.02	藏医学
51.02.01	藏药浴科专业
51.02.02	外治科专业
51.02.03	药浴科专业
51.02.04	肺病科专业
51.02.05	脾胃病科专业
51.02.06	脑病科专业
51.02.07	心血管病科专业
51.02.08	血液病科专业
51.02.09	肾病科专业
51.02.10	内分泌科专业
51.02.11	风湿病科专业
51.02.12	肝病科专业
51.02.13	外科专业
51.02.14	妇产科专业

值	名称	
51.02.15	儿科专业	
51.02.16	皮肤科专业	
51.02.17	眼科专业	
51.02.18	耳鼻咽喉科专业	
51.02.19	口腔科专业	
51.02.20	肿瘤科专业	
51.02.21	骨伤科专业	
51.02.22	肛肠科专业	
51.02.23	老年病科专业	
51.02.24	针灸科专业	
51.02.25	推拿科专业	
51.02.26	康复医学专业	
51.02.27	急诊科专业	
51.02.28	预防保健科专业	
51.02.29	神志病科专业	
51.02.30	传染病科专业	
51.02.31	重症医学科专业	
51.02.32	治未病科专业	
51.02.33	其他	
51.03	蒙医学	
51.03.01	五疗科专业	
51.03.02	传统疗术科专业	
51.03.03	心身医学科专业	
51.03.04	萨病科专业	
51.03.05	肺病科专业	
51.03.06	脾胃病科专业	
51.03.07	脑病科专业	
51.03.08	心血管病科专业	
51.03.09	血液病科专业	

值	名称
51.03.10	肾病科专业
51.03.11	内分泌科专业
51.03.12	风湿病科专业
51.03.13	肝病科专业
51.03.14	外科专业
51.03.15	妇产科专业
51.03.16	儿科专业
51.03.17	皮肤科专业
51.03.18	眼科专业
51.03.19	耳鼻咽喉科专业
51.03.20	口腔科专业
51.03.21	肿瘤科专业
51.03.22	骨伤科专业
51.03.23	肛肠科专业
51.03.24	老年病科专业
51.03.25	针灸科专业
51.03.26	推拿科专业
51.03.27	康复医学专业
51.03.28	急诊科专业
51.03.29	预防保健科专业
51.03.30	神志病科专业
51.03.31	传染病科专业
51.03.32	重症医学科专业
51.03.33	治未病科专业
51.03.34	其他
51.04	彝医学
51.04.01	肺病科专业
51.04.02	脾胃病科专业
51.04.03	脑病科专业

值	名称	
51.04.04	心血管病科专业	
51.04.05	血液病科专业	
51.04.06	肾病科专业	
51.04.07	内分泌科专业	
51.04.08	风湿病科专业	
51.04.09	肝病科专业	
51.04.10	外科专业	
51.04.11	妇产科专业	
51.04.12	儿科专业	
51.04.13	皮肤科专业	
51.04.14	眼科专业	
51.04.15	耳鼻咽喉科专业	
51.04.16	口腔科专业	
51.04.17	肿瘤科专业	
51.04.18	骨伤科专业	
51.04.19	肛肠科专业	
51.04.20	老年病科专业	
51.04.21	针灸科专业	
51.04.22	推拿科专业	
51.04.23	康复医学专业	
51.04.24	急诊科专业	
51.04.25	预防保健科专业	
51.04.26	神志病科专业	
51.04.27	传染病科专业	
51.04.28	重症医学科专业	
51.04.29	治未病科专业	
51.04.30	其他	
51.05	傣医学	
51.05.01	肺病科专业	

值	名称
51.05.02	脾胃病科专业
51.05.03	脑病科专业
51.05.04	心血管病科专业
51.05.05	血液病科专业
51.05.06	肾病科专业
51.05.07	内分泌科专业
51.05.08	风湿病科专业
51.05.09	肝病科专业
51.05.10	外科专业
51.05.11	妇产科专业
51.05.12	儿科专业
51.05.13	皮肤科专业
51.05.14	眼科专业
51.05.15	耳鼻咽喉科专业
51.05.16	口腔科专业
51.05.17	肿瘤科专业
51.05.18	骨伤科专业
51.05.19	肛肠科专业
51.05.20	老年病科专业
51.05.21	针灸科专业
51.05.22	推拿科专业
51.05.23	康复医学专业
51.05.24	急诊科专业
51.05.25	预防保健科专业
51.05.26	神志病科专业
51.05.27	传染病科专业
51.05.28	重症医学科专业
51.05.29	治未病科专业
51.05.30	其他

值	名称
51.06	其他民族医
52	中西医结合科
52.01	肺病科专业
52.02	脾胃病科专业
52.03	脑病科专业
52.04	心血管病科专业
52.05	血液病科专业
52.06	肾病科专业
52.07	内分泌科专业
52.08	风湿病科专业
52.09	肝病科专业
52.10	外科专业
52.11	妇产科专业
52.12	儿科专业
52.13	皮肤科专业
52.14	眼科专业
52.15	耳鼻咽喉科专业
52.16	口腔科专业
52.17	肿瘤科专业
52.18	骨伤科专业
52.19	肛肠科专业
52.20	老年病科专业
52.21	针灸科专业
52.22	推拿科专业
52.23	康复医学专业
52.24	急诊科专业
52.25	预防保健科专业
52.26	神志病科专业
52.27	传染病科专业

值	名称
52.28	重症医学科专业
52.29	治未病科专业
52.30	其他
69	其他业务科室

十一、《RC004 入院时情况代码表》

值	名称
1	危
2	急
3	一般

十二、《RC027 入院病情代码表》

值	名称
1	有
2	临床未确定
3	情况不明
4	无

十三、《RC005 出院情况代码表》

值	名称
1	治愈
2	好转
3	未愈
4	死亡
5	其他

十四、《RC016 死亡患者尸检代码表》

值	名称
1	是
2	否

十五、《RC030 ABO 血型代码表》

值	名称
1	A
2	B
3	O
4	AB
5	不详
6	未查

十六、《RC031 Rh 血型代码表》

值	名称
1	阴性
2	阳性
3	不详
4	未查

十七、《RC011 病案质量代码表》

值	名称
1	甲
2	乙
3	丙

十八、《RC029 手术级别代码表》

值	名称
1	一级手术：指风险较低、过程简单、技术难度低的普通手术
2	二级手术：指有一定风险、过程复杂程度一般、有一定技术难度的手术
3	三级手术：指风险较高、过程较复杂、难度较大的手术
4	四级手术：指风险高、过程复杂、难度大的重大手术

十九、《RC014 切口愈合等级代码表》

切口分组	切口类别/愈合等级	内　涵
0 类切口		有手术，但体表无切口或腔镜手术切口
Ⅰ类切口	Ⅰ/甲	无菌切口/切口愈合良好
	Ⅰ/乙	无菌切口/切口愈合欠佳
	Ⅰ/丙	无菌切口/切口化脓
	Ⅰ/其他	无菌切口/出院时切口愈合情况不确定
Ⅱ类切口	Ⅱ/甲	沾染切口/切口愈合良好
	Ⅱ/乙	沾染切口/切口愈合欠佳
	Ⅱ/丙	沾染切口/切口化脓
	Ⅱ/其他	沾染切口/出院时切口愈合情况不确定
Ⅲ类切口	Ⅲ/甲	感染切口/切口愈合良好
	Ⅲ/乙	感染切口/切口欠佳
	Ⅲ/丙	感染切口/切口化脓
	Ⅲ/其他	感染切口/出院时切口愈合情况不确定

二十、《RC013 麻醉方式代码表》

值	名称
01	全身麻醉
0101	吸入麻醉（气管内插管、喉罩、面罩）
0102	静脉麻醉（全凭静脉麻醉）
0103	静吸复合麻醉
0104	基础麻醉（直肠注入、肌内注射）
02	区域麻醉
0201	椎管内麻醉
020101	蛛网膜下腔阻滞
020102	硬膜外阻滞（含骶管阻滞）
020103	蛛网膜下腔-硬膜外阻滞复合麻醉
0202	神经及神经丛阻滞
020201	颈丛阻滞

続表

值	名称	
020202	臂丛阻滞及上肢神经阻滞	
020203	腰骶神经丛阻滞及下肢神经阻滞	
020204	躯干神经阻滞：肋间神经阻滞	
020205	椎旁神经阻滞	
020206	会阴神经阻滞	
020207	交感神经阻滞：星状神经节阻滞	
020208	胸腰交感神经阻滞	
020209	脑神经阻滞：三叉神经阻滞、舌咽神经阻滞	
03	局部麻醉	
0301	表面麻醉	
0302	局部浸润麻醉	
0303	局部阻滞麻醉	
0304	静脉局部麻醉	
04	针刺镇痛与麻醉	
05	复合麻醉	
0501	不同药物的复合：普鲁卡因静脉复合全身麻醉，神经安定镇痛麻醉等	
0502	不同方法的复合：静吸复合全身麻醉，针药复合麻醉，全身麻醉-硬膜外阻滞复合麻醉，脊髓-硬膜外阻滞复合麻醉等	
0503	特殊方法的复合：全身麻醉复合全身降温（低温麻醉），控制性降压等	
99	其他	

二十一、《RC019 离院方式代码表》

值	名称	
1	医嘱离院	
2	医嘱转院	
3	医嘱转社区卫生服务机构/乡镇卫生院	
4	非医嘱离院	
5	死亡	
9	其他	

二十二、《RC028 出院 31 天内再住院计划代码表》

值	名称
1	无
2	有

二十三、《RC015 重症监护室名称代码表》

代码	名称
01	CCU—心脏监护室
02	RICU—呼吸监护室
03	SICU—外科监护室
04	NICU—新生儿监护室
05	PICU—儿科监护室
06	EICU—急诊重症监护室
07	MICU—内科重症监护室
99	其他

二十四、《RC014 切口愈合等级代码表》

切口分组	切口类别/愈合等级	内涵
0 类切口		有手术，但体表无切口或腔镜手术切口
Ⅰ类切口	Ⅰ/甲	无菌切口/切口愈合良好
	Ⅰ/乙	无菌切口/切口愈合欠佳
	Ⅰ/丙	无菌切口/切口化脓
	Ⅰ/其他	无菌切口/出院时切口愈合情况不确定
Ⅱ类切口	Ⅱ/甲	沾染切口/切口愈合良好
	Ⅱ/乙	沾染切口/切口愈合欠佳
	Ⅱ/丙	沾染切口/切口化脓
	Ⅱ/其他	沾染切口/出院时切口愈合情况不确定

续表

切口分组	切口类别/愈合等级	内涵
Ⅲ类切口	Ⅲ/甲	感染切口/切口愈合良好
	Ⅲ/乙	感染切口/切口欠佳
	Ⅲ/丙	感染切口/切口化脓
	Ⅲ/其他	感染切口/出院时切口愈合情况不确定

附录 2　麻醉分级标准

麻醉分级标准是根据患者全身情况分级（或 ASA 分级）、手术分级（类）、患者年龄大小综合进行分级。在有效监测和管理下，分级与麻醉和手术风险有关。

一级：是指全身情况（或 ASA）评估一级；行一级（类）手术；患者年龄 10～49 岁。实施麻醉和手术风险小。

二级：是指全身情况（或 ASA）评估一至二级；行一至二级（类）手术；或患者年龄 3～9 岁和 50～59 岁。其中有一项达到二级（类）或年龄达到标准的即为二级（类）。实施麻醉和手术有一定的风险。

三级：是指全身情况（或 ASA）评估一至三级；行一至三级（类）手术；或患者年龄 1～3 岁和 60～79 岁。其中有一项达到三级（类）或年龄达到标准的即为三级（类）。实施麻醉和手术有较大的风险。

四级：是指全身情况（或 ASA）评估一至五级；行一至四级（类）手术；或患者年龄 1 岁以下和 80 岁以上。其中有一项达到四级（类）或年龄达到标准的即为四级（类）。实施麻醉和手术有很大的风险。

新开展的麻醉或手术，在成熟前应按三级或以上标准分级。

附录3　病历书写相关法规性文件目录

1. 《病历书写基本规范》（卫医改发〔2010〕11号）

2. 《医疗机构病历管理规定（2013年版)》（国卫医发〔2013〕31号）

3. 《国家卫生计生委办公厅关于印发住院病案首页数据填写质量规范（暂行）和住院病案首页数据质量管理与控制指标（2016版）的通知》（国卫办医发〔2016〕24号）

4. 《关于印发电子病历应用管理规范（试行）的通知》（国卫办医发〔2017〕8号）

5. 《医疗纠纷预防和处理条例》（2018年中华人民共和国国务院令第701条）

6. 《关于印发医疗质量安全核心制度要点的通知》（国卫医发〔2018〕8号）

7. 《中华人民共和国民法典》第1、第4、第7篇等有关篇章（2020年5月28日第十三届全国人民代表大会第三次会议通过）

8. 《国家卫生健康委关于印发三级医院评审标准（2020年版）的通知》（国卫医发〔2020〕26号）

9. 《中华人民共和国医师法》（2021年8月20日第十三届全国人民代表大会常务委员会第三十次会议通过）

10. 《国家卫生健康委办公厅关于印发病案管理质量控制指标（2021年版）的通知》（国卫办医函〔2021〕28号）

图书在版编目（ＣＩＰ）数据

病历书写规范 / 钱招昕，卢秀兰主编. -- 长沙：
湖南科学技术出版社，2024．7.(2025.1 重印) --（现代医院管理与等
级评审指南 / 祝益民总主编). -- ISBN 978-7-5710-3018-6

Ⅰ．R197.323

中国国家版本馆 CIP 数据核字第 2024US7313 号

BINGLI SHUXIE GUIFAN

病历书写规范

总 主 编：祝益民

主　　编：钱招昕　卢秀兰

出 版 人：潘晓山

责任编辑：李　忠

出版发行：湖南科学技术出版社

社　　址：长沙市芙蓉中路一段 416 号泊富国际金融中心

网　　址：http://www.hnstp.com

湖南科学技术出版社天猫旗舰店网址：

　　　　　http://hnkjcbs.tmall.com

邮购联系：0731-84375808

印　　刷：长沙鸿发印务实业有限公司

　　　　　（印装质量问题请直接与本厂联系）

厂　　址：长沙县黄花镇工业园 3 号

邮　　编：410137

版　　次：2024 年 7 月第 1 版

印　　次：2025 年 1 月第 6 次印刷

开　　本：740mm×1000mm　1/16

印　　张：12

字　　数：260 千字

书　　号：ISBN 978-7-5710-3018-6

定　　价：39.50 元